魏晓瑞
说备孕

U0227186

吃好 | 睡好 | 运动好 | 心情好

只有健康妈妈，才有健康宝宝！

魏晓瑞说备孕

谢辞
照片集锦

序

杰佛瑞·S. 布兰德（Jeffrey S. Bland）博士

美国营养学会（FACN）、国家临床生化学会（FACB）成员
功能医学研究中心（IFM）创办人暨个人化生活型态医学中心（PLMI）院长

I have had the pleasure of knowing and working with Dr. Wei for fifteen years. She is a world's leader in preconceptual and pregnancy health. Her programs in preconceptual conditioning have revolutionized the opportunity for mothers and fathers to celebrate successful pregnancy and the delivery of healthy babies. Her book is very important for anyone considering having a baby. It provides an approach to producing healthy babies that has years of proven success behind it.

在 15 年前，我有幸结识魏博士并与之共事。她在健康备孕及怀孕的领域是世界级先驱。她的备孕养卵理念，彻底刷新了备孕夫妻成功怀孕及健康分娩的概率。她的书是所有计划生育的人不可不看的宝典。书中教导孕育健康宝宝的方法，多年来早已有无数案例可为其成功佐证。

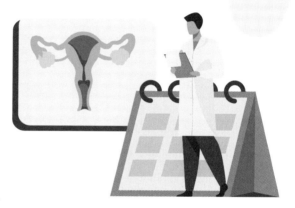

简介

Jeffrey S. Bland, PhD, FACN, CNS, is an internationally recognized leader in the nutritional medicine field. He co-founded the Institute for Functional Medicine in 1991 and is known to many as the "father of Functional Medicine." Over the past 35 years, Dr. Bland has traveled more than six million miles teaching more than 100,000 healthcare practitioners in the US, Canada, and 50 other countries about Functional Medicine.

杰佛瑞·S. 布兰德（Jeffrey S. Bland）博士是营养学界享誉国际的领袖。他在 1991 年创立了功能医学研究中心，亦被誉为"功能医学之父"。过去 35 年来，布兰德博士旅行超过 950 万千米，在美国、加拿大及世界各地超过 50 个国家，向数万名医疗从业人员推广并教导功能医学。

爱，幼吾幼以及人之幼！

郭台铭 | 鸿海科技集团创办人

在1999年我支持成立了"台湾妇女健康暨泌尿基金会"，在成立大会的时候，我的夫人淑如遇见了晓瑞。她们的个性相投，很快就成为非常要好的姊妹。

当时晓瑞从美国留学归来，醉心于生殖医学及不孕症治疗，喜欢挑战困难。愈来愈多的临床数据让她觉得，代谢改善不但可以增加怀孕率，而且可以让不孕者拥有成为健康妈妈的机会。而早年的经历让她深刻明白，有健康的妈妈，才有健康的宝宝。

晓瑞和淑如每天都在谈论如何才能让女性更健康，她们一致认为生育率之所以低，是因为生活节奏快造成代谢较差，影响了生育能力，所以她们每天三句不离本行讨论着：要吃什么？做什么运动？如何透过规律作息让身体更加健康？正因如此，她们两个人气味相投决定要一起为女性健康做一些事，成立医院的念头便在此时悄然萌生；但是，在大陆成立生殖中心是困难重重……她们开始面临许多挑战。之后淑如生病，在弥留之际她还不忘提醒我，一定要帮助晓瑞完成她的心愿！

虽然这是一条漫长且布满荆棘的道路，但有淑如的遗愿加上晓瑞的不懈努力与坚持，秉持着"健康妈妈、健康宝宝"的理念，视病人如己的厦门安宝医院终于诞生了！经过了几年的用心发展，医院已帮助许许多多不孕家庭成功圆梦，深受好评！而如今晓瑞将多年来的专业心得通过出书的方式帮助更多人，令我倍感欣慰。

祝愿全天下所有准妈妈们都能成为"健康妈妈"，生下"健康宝宝"！这是淑如的遗愿，相信她在天之灵必能感到安慰。

郭台銘

热忱、学养、医术兼具的好医师！

江汉声 | 天主教辅仁大学校长、泌尿科教授及台湾大学、台北医学大学泌尿科教授

进入试管婴儿时代后，台湾不孕治疗已有 20 年以上的经验，培养了许多专家医师，其中专家中的专家就是本书的作者魏晓瑞医师。魏医师不仅是不孕专家中的佼佼者，从各个层面来看，更是一位典范医师。

魏医师和我在台北医学大学附设医院共同工作过，她为人热心、做事认真，对男性不育有高度兴趣感。由于我本人从事男性不育的诊疗，常和她合作，从男性病人取出精子给她做女方卵细胞质内注射，成功率很高！她总是和我详细讨论许多疑难杂症。我们也发表了一些研究成果，包括她在康奈尔大学所做的染色体异常诊疗案例。由于她研究热忱，使她在不孕专家中成为对治疗男性不育最有经验和心得的医师。

魏医师也是我在北医临床医学研究所博士班的学生，当时她很辛苦，临床工作病人很多，又要做研究，同时也是两个小孩的母亲。然而她面面俱到，不仅在临床上成为不孕症

方面的权威，两个小孩也都顺利成长，表现优异。最难得的是，她在短短两年内完成两篇论文，研究题目是针对女性不孕多囊性卵巢和糖尿病的关系，并发表在妇产科领域最高分的杂志，荣耀地拿到了博士学位。

由于她研究出多运动、注意饮食、减少糖尿病风险有助于生育力，因此她在厦门的医院便设有病人健身中心，多管齐下治疗不孕症。作为一名好医师，尤其是面对不孕症的患者，必须十分有爱心、耐心和同理心，魏医师正是如此。她做事有效率、志向坚定，成功绝非偶然！因此，我很放心地把要做试管的病人介绍给魏医师。

在这里，我郑重向大家推荐这本由魏医师累积多年经验、针对不孕症治疗之养卵知识写成的专业书籍，相信能给不孕症患者带来不一样的知识和期盼！

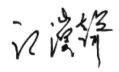

健康妈妈，健康宝宝

张学红 | 主任医师、教授、博士生导师

国家人类辅助生殖技术评审组专家
中华医学会生殖医学分会第一、第二、第三届常务委员
中国妇幼保健协会辅助生殖技术监测与评估专业委员会副主任委员
中国妇幼保健协会生育力保存专业委员会副主任委员
中华医学会妇产科分会内分泌学组委员
中国医师协会生殖医学专业委员会中西医结合学组副主任委员

次偶然的机会，我与晓瑞相识，并且一见如故。我们同是生殖领域的老同志了，在一线奋战多年，都明白作为一个生殖专家，肩负着帮助不孕患者圆梦，让她们拥有一个圆满家庭的重要使命。

但是，每当看到一些患者怀孕之后，又要经历许多波折与磨难，例如保胎、早产，甚至生出诸如自闭症、多动症、心脏缺损等不健康的宝宝，为家庭造成巨大的伤痛，总是倍感痛心。

因此，我们一致认为健康备孕非常重要，不但要让患者健康备孕，还应该让她们健康地度过整个孕期，最终孕育出健康的宝宝。

　　我和晓瑞分享了理念，心走到了一起。我们都认为怀孕前应该先让备孕患者调整身体状况，以达到一个最佳的备孕状态。

　　就像盖房子之前应该先打好地基，种稻子之前应该先耕好地；同理，备孕前也应该调理好身体，因为有健康的妈妈，才会有健康的宝宝。

　　晓瑞的功能医学健康备孕理念深深吸引了我，健康妈妈孕育健康的宝宝。功能医学健康备孕的生殖理念不但能提高患者备孕的成功率，还能让她们顺利度过孕期，生下健康的宝宝，让孩子赢在起跑线上。这对于国家未来人口增长及人口素质的增强，都有着非常积极的帮助作用。

　　所以，我推荐晓瑞的这本书——《魏晓瑞说备孕》，未来也将一同支持和推动功能医学健康备孕理念的推广。

魏晓瑞医师自序

我踏入生殖医学领域已经超过 30 年了，本身也曾是一名不孕症患者。那时初出茅庐的我在台湾担任住院医师，因为长期值夜班日夜颠倒，吃饭也是匆忙凑合，再加上没时间运动，就导致了我婚后不孕。

直到 1990 年我在新加坡参加世界妇产科医学大会（FIGO），看到英国团队报告了世界第一例胚胎着床前诊断的试管婴儿时，内心非常向往。3 年后，我终于申请到前往美国进修的机会，先是到纽约哥伦比亚大学人类遗传学系，在指导老师 Dr.Dorothy Warburton 的实验室里学习到遗传概念，还有最新分子基因诊断技术；之后又去了康奈尔大学生殖医学中心（Center for Reproductive Medicine），在 Zev Rosenwaks 的指导下学习，那里有号称美国内分泌学最权威的医师，通过每个月的失败病例讨论（trouble shooting），让我吸收了许多知识精华。

　　美国的学习生活异常忙碌，因为风土人情不同，让我彻底改变了原有的生活习惯。例如，在纽约搭计程车很贵，为了省钱我必须常常早起搭巴士；穿上轻便的运动鞋时常步行；因为吃不惯当地饮食，自己动手下厨，减少便当和外食；更戒掉了熬夜的习惯，养成了规律的作息时间。有趣的是，就在我结束美国的学习之旅回到台湾后不久，我怀孕了！这时我马上意识到，这可能与我生活习惯的改变有关，因为我"吃好、睡好、运动好"，所以能够自然怀孕。

　　不过在怀孕过程中，我刚好经历了一段不顺遂的工作交接，心情不太愉快，当时我并没有意识到这对肚子里的宝宝也会产生影响……直到几年后儿子上了小学，老师向我反映儿子的注意力不太集中，数学成绩竟然只有 7 分！后来我带着儿子去美国做检查，美国老师建议我儿子去参加在 Oregon 的 Second Nature Cascades 训练课程，神奇的事情发生了，课程之后儿子的情况慢慢有了改善，数学成绩竟然从原来的 7 分变成 A+！后来我才明白，老话说的胎教是有道理的，怀孕过程中妈妈的情绪非常重要，若是心情不好代谢就会不好，进而影响肚子里的宝宝，将来孩子可能出现紧张焦虑、注意力不集中的现象。

生完孩子之后，我的工作逐渐步入正轨。1997 年我成功完成台湾第一例三代试管的病例，2003 年四月台安生殖中心实验室试管病人怀孕率达到 100%！当我为这些病人感到开心的同时，也被成就感深深激励着。只是从 2003 年之后，台湾逐渐进入晚婚晚育的环境，不孕人群的年龄逐渐增高，怀孕成功率逐渐下降！这个时候，我开始追踪病人的血糖和代谢，发现她们的血糖普遍偏高，代谢普遍不好。

由于我早年感受过"吃好、睡好、运动好"的怀孕经历，因此立刻将这些观念带给备孕病人及孕妇，并且向她们推荐单车和重量训练课程。坦白地说，起初我的"吃好、睡好、运动好"的养卵理念并不受人青睐，但随着怀孕率逐步提升，越来越多的人开始加入这个"健康妈妈、健康宝宝"的行列。

　　如今台湾依旧是晚婚晚育，甚至不婚不育，很多年轻夫妻在最佳生育年龄时并没有意识到他们需要孩子，就如同我本人当初也不了解生小孩对我人生的重要意义。但是当我走过这段路之后，才发现原来人生需要经历不同阶段、扮演不同角色，才会收获不同风景。

　　你知道吗？每个孩子都是天上的星星，是上天赐予人类的珍贵宝藏。夜晚来临时，他们会趴在云朵上，认认真真地挑选妈妈。当他们看见你，觉得你特别好时，就会丢掉身上的光环奔向你，成为你的宝宝，从此以后全心全意地爱着你。

　　所以，当你想拥有一个孩子时，首先要做的就是"吃好、睡好、运动好"，先让自己变好，成为一个健康妈妈，其余的就交给我们吧！

魏晓瑞

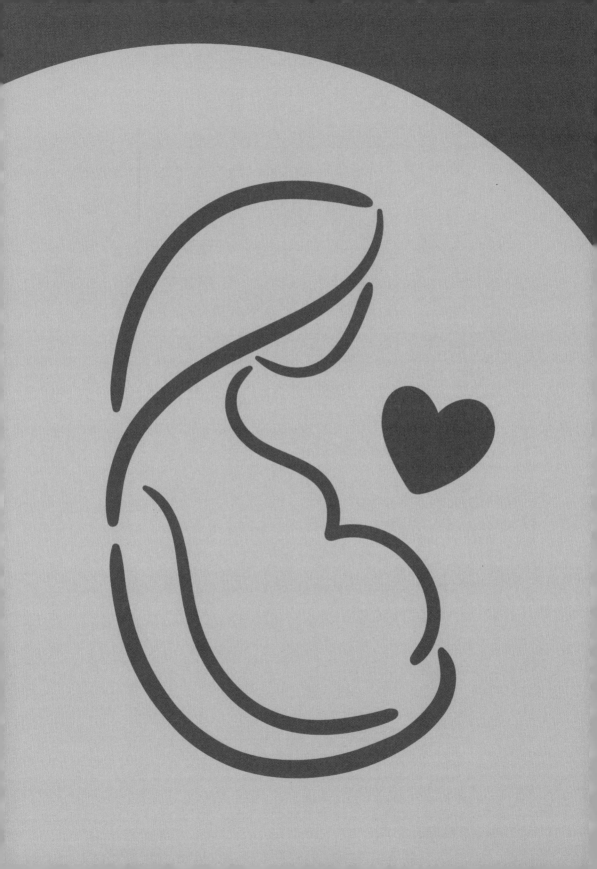

Part 1

"好孕"不光只靠好运，还有健检身体的问题！

备孕基础知识

月经不调与不孕有何关系？

卵巢健康与不孕有何关系？

子宫与不孕有何关系？

男性不育症原因概谈

情绪与不孕有何关系？

年龄与不孕有直接关系吗？

"试管"为什么会失败？

心理篇幅提供

钟昀蓁 临床心理师
台湾政治大学心理学系临床组硕士
厦门安宝医院生殖医学中心 临床心理师
台湾大学医学院儿少保护医疗中心 临床心理师

男性不育篇幅提供

江汉声 教授
毕业于台湾大学医学系
德国慕尼黑科技大学医学博士
曾任台北医学大学医学系主任、医学研究所所长
曾任辅仁大学医学院院长、医务副校长
现任辅仁大学校长、教授及台湾大学、台北医学大学兼职教授

# 备孕基础知识

女性进入青春期后，子宫内膜受卵巢激素影响，出现周期性的子宫出血，称为月经。子宫内膜的周期性变化称为月经周期，也是人类的生殖周期。通常把月经第一天到下次月经来临前一天为止，称作一个月经周期，每一个月经周期平均约 28 天。

什么是月经不调？

月经不调，换句话来说就是排卵不正常。在月经来临的时候，卵巢中会开始募集一批卵子，随着发育不断成熟，选择出一个优势卵泡（dominance）。当这个优势卵泡排出来后，会形成黄体，制造出黄体素，让子宫内膜密度增加，为受孕做准备。若当月没有怀孕，黄体就会萎缩，黄体素下降，造成子宫内膜脱落，这就是正常的月经形成过程。那么如果排卵异常，或是没有排卵，就会发生月经不调的情况。所以，若是你的月经不调，就应该先好好关注一下排卵状况了。

> 准妈妈们在备孕初期一定要多关注自己的排卵状况，测量基础体温或使用排卵试纸来监测自己的排卵是否正常。若是出现排卵周期延长，或不排卵等情况，那么就要及时去医院就诊，找出原因。

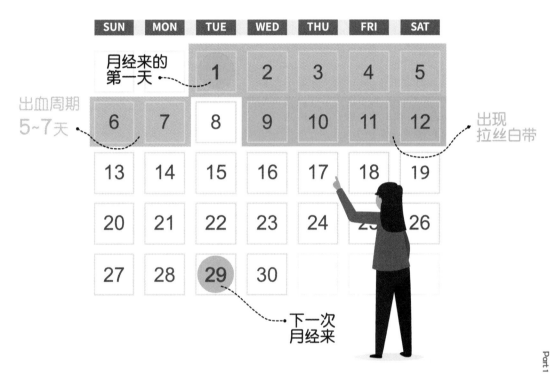

SUN	MON	TUE	WED	THU	FRI	SAT
月经来的第一天	1	2	3	4	5	
出血周期5~7天 6	7	8	9	10	11	12 出现拉丝白带
13	14	15	16	17	18	19
20	21	22	23	24	25	26
27	28	29 下一次月经来	30			

排卵期

　　排卵是成熟卵子从卵泡排出的过程。月经正常且排卵正常的情况下，女性的排卵期是从下次月经第一天开始算，倒数 14 天为排卵期，一般都伴有拉丝白带的增加。

抓准排卵日同房，才能轻松怀孕喔。

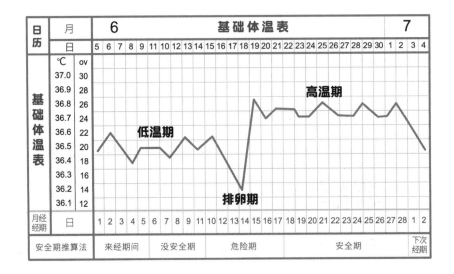

基础体温

人体在较长时间(6小时)的睡眠后醒来,尚未进行任何活动之前所测量到的体温称为基础体温。基础体温分为高温期和低温期,一般女性在排卵之后体温会上升(称作高温),因为排卵后卵泡周边的细胞会变成黄体,制造出黄体素,所以体温会升高。高温期会一直保持到下一次月经来潮,然后下降进入低温期。

基础体温的测量方法:每天睡醒后的同一时间(不要说话、起床或吃东西)用体温计测量体温,并记录在基础体温表中,持续观察是否出现高、低温的变化。

备孕女性测量基础体温,搭配排卵试纸,可以轻松抓准排卵日。

> 有排卵的女性,就会有高温与低温;排卵出现问题或是没有排卵的女性,可能就会出现高温时间过短,或仅仅只有低温期的现象喔。

为什么排卵会出现问题?

其实排卵之所以会出现问题,多半还是在优势卵泡的选择上。要知道,优势卵泡的选择条件就是养分最充足、发育最好且雄激素最少的那一颗卵子。若是你的身体雄激素增高,就很难选择出优势的那一个卵子,因为都不够好。所以,排卵期可能会因为迟迟选不出优势卵泡而延长,甚至不排卵,最终导致月经不调。

雄激素过高,其实跟你的胰岛素抵抗有关。当胰岛素发生抵抗的时候,会有较多的胰岛素和类似胰岛素受体结合,从而产生较高的雄激素。这其实是人类自身的一种保护机制,也就是当胰岛素抵抗、代谢较差的时候,身体会自动判定你的健康状况不够好,然后让雄激素增高,这样可以避免在状态不好的时候怀孕,生下不健康的下一代,甚至影响到母体。

> 所以当你的月经不调时,很可能就代表了胰岛素效能不好。当代谢不好、身体状况不好,是不适合怀孕的。

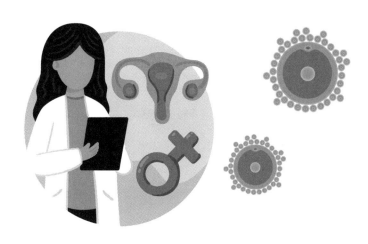

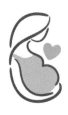 # 月经不调与不孕有何关系？

想要好好备孕，我们便要着手于身体器官的维修与维护。

首先，当然是从养卵的大本营——卵巢开始！请先依照月经周期的几个判断点，替自己检测卵巢功能。

1 月经周期规律，一般在 24~28 天，不超过 32 天；

2 月经量正常，持续时间大约在 5~7 天；

3 月经周期第 9~12 天，开始出现拉丝白带。

如果你的月经状况并非如上述规律，那么可能代表你的卵巢功能出现异常，或者需要特别留意从而改善。

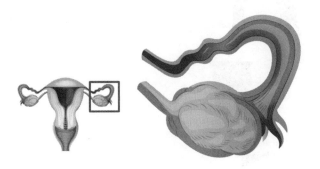

以下是一些常见的症状

1 月经周期较短

　　月经周期不规律，很大一部分是因为排卵不正常；不过即使有些女性排卵时间正常，例如月经的第 10、13、14 天排卵，但月经周期可能小于 25 天。这可能是黄体不足造成的，代表你的卵子品质较差。若女性月经周期较短，量也很少，这常是因为没有排卵，造成所谓的"撤退性出血"✳现象。我常常比喻滤泡期的雌激素就像盖房子的钢筋，排卵后的黄体素就像是水泥，在没有排卵的情况下只有钢筋没有水泥，那么即使钢筋搭建得再高，也不牢靠，这就是所谓的撤退性出血。与月经不同的是，撤退性出血只会将前段的内膜脱落，初期形成的内膜并没有被定期更替，久而久之可能会发生子宫内膜病变，例如不典型增生或内膜癌。

何谓撤退性出血

　　撤退性出血并不是月经，是一种异常的子宫出血，通常发生在月经不调时。因为没有排卵就没有黄体形成，所以不会产生黄体素，这时只有体内雌激素的作用，会造成内膜堆叠，出现崩坏，常伴有滴滴答答淋漓不尽等症状。

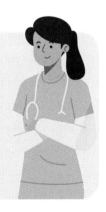

② 月经周期正常，但是量较少

有些女性通过超声波监测排卵时，会发现排卵较晚，排卵后 7 天的黄体素较低（例如＜ 15ng/mL）。她的卵子在发育过程中没有得到充足养分，所以品质相对较差，使子宫内膜的厚度或密度不够好。

③ 月经周期拉长，超过 35 天甚至不规律

女性月经周期内，卵巢会诞生一批卵子，它们不断生长发育，最终雄激素最低、发育最好的那一个会作为优势卵泡脱颖而出，随后排卵；但是当雄激素过高，卵子品质不好时，就无法选出优势卵泡，那么这一批卵子就会重新再选，导致卵巢中积贮了很多不成熟的窦卵泡，这就是多囊卵巢产生的根本原因。而没有排卵、无法制造出黄体素，月经周期也就拉长了。

④ 痛经

痛经是常见现象，若排除病理因素，很有可能与血液循环不良有关。而血液循环不良可能导致骨盆腔或子宫充血，引发痛经，可以尝试通过有氧运动来增加血液循环，改善痛经。另外，还可以

月经来的时候不要拼命喝水

月经来的时候喝大量的水，会更痛喔！这就像我们代谢不好的时候，下肢容易水肿一样。当我们的代谢不好、血液循环不好的时候，我们的子宫就容易充血、发生胀痛。所以，月经来的时候尽量不要多喝水，以免下腹胀痛。

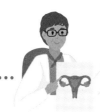

魏 医 师 碎 碎 念

我考大学时,因为课业繁重所以长时间没有运动,每次月经来都痛得要命,总在厕所待上半天!上了大学后,我参加学校的网球队,月经来还是照打不误,没想到痛经的现象反而渐渐消失了,可见运动对身体的帮助很大。

再增加一些无氧运动,例如重量训练,尤其是一对一的教练指导,可避免意外受伤。

至于可能引发严重痛经的病理性因素,包括子宫内膜异位症、子宫腺肌症等。子宫内膜异位症(详见 44 页)的病灶会分泌出制造疼痛的细胞因素,而子宫腺肌症(详见 44 页)更容易在月经来之前出现疼痛症状,甚至可能持续到月经结束之后,因为内膜异位的月经血积贮在肌肉,持续造成肿胀疼痛。

⑤ 经前期综合征(premenstrual syndrome,PMS)

很多女性在来月经之前都会出现经前期综合征,在情绪、体力、行为等多个方面造成影响,严重时甚至会影响生活,例如乳房胀痛、腹胀腹痛、便秘、疲劳、长青春痘、对食物渴望(尤其是甜食),更常见的是心情低落、焦虑等。

它的形成可能是因为性激素以及血清素(serotonin,5- 羟色胺)的变化,造成卵巢中女性荷尔蒙黄体素增高,影响部分脑细胞的活动，从而造成焦虑不安等情绪变动。这些状况多半发生在来月经前 5~11 天，一旦月经来潮后，症状就解除了。若出现较为严重的经前期综合征症状，建议及时就医，医生会评估是否有妇科疾病或甲状腺功能低下等问题。

建议同时通过"吃好、睡好、运动好"的健康生活方式来改善，确保营养充足和作息规律，并通过合理的运动强化副交感神经，缓解紧绷情绪和焦虑感。

⑥ 月经滴滴答答不停

月经总是滴滴答答淋漓不尽，真叫人崩溃！有这样痛苦的女性不在少数，为什么"大姨妈"总是不愿意乖乖听话呢？其实当你的月经出现问题，很有可能就是身体正在向你发出警报！

当月经出现滴滴答答的情况，排除掉生理性的病变之外，我们首先要考虑的是你有没有排卵。前面我们讲过，如果没有排卵，你的身体就不会产生黄体素，导致子宫内膜无法正常脱落（会断断续续在表层脱落），从而出现滴滴答答淋漓不尽的现象，这就叫做功能性子宫出血或不正常出血（breakthrough bleeding），其实也就是撤退性出血。

那么如何确定自己有没有排卵呢？我们可以通过抽血检测黄体素的数值，或是做超声波。更简单的方式是在家里测量自己的基础体温，并做好记录，通过观察基础体温表，了解一些身体信号。

我们都知道，排卵后会产生黄体素（在超声波下也看得到），而黄体素会使你的体温升高，所以若你有排卵，基础体温就会升高；反之，若你的基础体温没有高低温的差别，就代表你可能没有排卵喔。

还有一种情况是排卵性出血，偶尔发生在排卵期。因为雌二醇和黄体素青黄不接时，偶尔会出现出血伴随拉丝白带，这属于正常现象。第三种情况是排卵后到月经来之前，因为黄体不足造成子宫内膜脱落，这时在基础体温表上会看到高温天数较短。若抽血检测排卵后的黄体素较低，主要是因为卵子品质不好，且是雄激素较高所造成的。

那么让我们再回到最初的那个问题：为什么"大姨妈"总是不愿意乖乖听话？很大一部分原因与卵子品质有关。若雄激素过高而无法选出优势卵泡，可能就会使周期拉长甚至不排卵。

因此追本溯源，请好好把你的卵子养好，让你的身体拥有充足的养分。要知道，当你摄入的养分不足时，身体会优先把养分提供给大脑、心脏、肝脏等重要器官（因为要先保证你能活下去），而子宫、卵巢等生殖器官就会被忽略掉。若长期无法提供充足养分，你的子宫卵巢自然就会出现问题。它们无法跑到你耳边跟你说："唉，我出问题了，请你好好照顾我！"只能通过月经不正常等方式，向你拉警报。所以，请好好照顾自己的身体，不要再抱怨为什么"大姨妈"总是不愿意乖乖听话，而是先好好想想，如何养卵——"吃好、睡好、运动好"以提供给身体充足的养分。

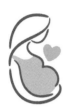 # 卵巢健康与不孕有何关系?

你知道什么叫作多囊卵巢吗？

多囊卵巢其实就是雄激素过高引起的一种临床表现呈多态性的内分泌综合征。当身体雄激素过高时,卵巢是没有办法选择出优势卵泡的。换句话说,这个过程就好像一个选美比赛,雄激素最低的卵子最美丽,它会被选出来成为优势卵泡;反之,当选不出来的时候,又会重新回圈至重复筛选的过程,所以才会聚集成很多小卵泡。

而多囊卵巢的雄激素来自它的胰岛素抗性,要知道 80% 的胰岛素在为肌肉工作。打个比方,胰岛素就像你的秘书,要把它训练得非常灵敏,它的效能才会好。所以运动的过程,就像你在对胰岛素这个秘书进行培训,常常培训它,它的工作就会做得好。换句话说,你长了肌肉以后,胰岛素的效能就会变好。

那么为什么有些多囊卵巢患者非常胖?我们前面打比方说胰岛素就像你的秘书,当你需要用到 80 个胰岛素来做的工作,别人只需要 8 个,那么相对的你付出的薪水就比较多了。而这个薪水,

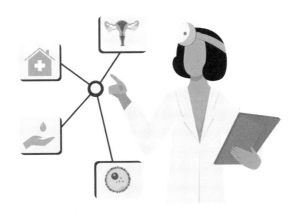

就是你的脂肪，因此胰岛素高就会变胖。所以，你只要让身体效能变好，把胰岛素控制好，身材就会变好。而有许多的多囊卵巢患者开始增肌减脂后，会发现她们开始恢复排卵了。

在这里我分享一个多囊卵巢患者的成功案例，希望给大家带来一些帮助。我有个典型的多囊卵巢病人，结婚后好多年都没法怀孕，当时她比较急着做试管，但是她的血糖和胰岛素都比较高，这样的卵子即使取出来也没有营养，等于是空包弹，做试管的成功概率也不高。我建议她先通过饮食、运动将卵子的品质养起来，这样才能提高试管的成功概率。她努力做了一段时间的饮食调理、增肌减脂后，血糖和胰岛素都恢复正常值，也恢复了排卵。最后取出 14 个品质不错的卵子，配成了 9 个囊胚，一胎顺利成功，不久前又怀了第二胎！所以，多囊卵巢患者的关键在于控制胰岛素的效能，更因为大部分的胰岛素为肌肉工作，因此如果你也想成功，就赶快开始合理饮食、增肌减脂吧！

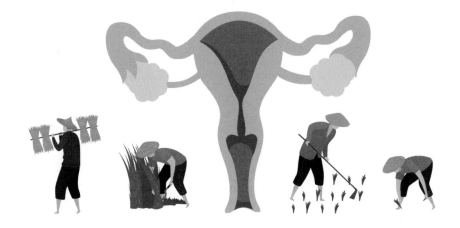

多囊卵巢9问

1 **如何理解多囊卵巢?**

多囊卵巢就像田里长了很多稻苗,但没有耕田就长不出成熟的稻子,也就是没有成熟的卵泡,自然也就不会排卵了。所谓的耕田,指的就是日常的健康饮食、充足的睡眠、合理的运动,这样才能给卵巢子宫提供充足养分,养出优质卵子。

2 **如果把多囊卵巢病人比作不同动力的车子?**

我们来打个有意思的比方:多囊卵巢病人因为吃得少、跑得慢、体脂肪比较高,就像一辆小车,如果勉强怀孕的话,很有可能小车拖着大车,难免力不从心、引擎冒烟,也就是我们常说的妊娠高血压。其治疗的方案就是让小车变强壮,如此一来母体强壮了,怀孕的时候压力和风险自然也就小了,宝宝也能健健康康地在肚子里发育。因此，怀孕后不但要注意健康的饮食和良好作息，适当的运动也是不可或缺的，因为适当的运动会帮助身体吸收养分，就像有耕田养分才会吸收，最终才能长成饱满的果实。

3 多囊卵巢病人的营养摄取问题出在哪里？

2013 年我在《欧洲营养学》杂志上发表过一篇文章，文章中提到，多囊卵巢病人在日常饮食中会摄入较多脂肪，吃较为油腻或高热量的食物，例如炸鸡、薯条等。但是，淀粉类的摄入却较少，也就是说比较不爱吃主食，这样一来在营养摄取上就会出现问题。

多囊卵巢病人就像一辆马力不足的车子，常因动力不够而开得又慢又拖拉。这里说的动力是什么呢？就是我们身体每日摄入的养分。健康的饮食结构应该是一个金字塔的形状，底层是淀粉主食类，往上是蛋白质、纤维、维生素等，最顶端那小小一块才是油脂。如果我们摄入过多油脂、过少淀粉，就等于把这座金字塔倒了过来，完全失去了平衡。而且炸鸡薯条这一类不健康食物的脂肪，被身体吸收后转化成的细胞膜会直接影响胰岛素与细胞的受体结合，于是就会发生胰岛素抵抗。

因此，建议多囊卵巢病人及时调整饮食结构，早餐、中餐及运动前应增加摄取较多优质淀粉热量，才能提高代谢、增加发动机的马力，使身体跑得更快更远。值得注意的是，晚餐不要摄入淀粉类，应摄入较多蛋白质及纤维，也就是多吃青菜和鱼肉类，因为晚上的"汽车"已经乖乖在车库休息睡觉了，不需要再加油了。此外，平时还需要配合适当的运动、增肌减脂，才能改善胰岛素的效能。

④ 选择什么运动能快速有效改善多囊卵巢？

医生通常会建议多囊卵巢患者多做运动来帮助治疗，但你知道选择什么样的运动能最快、最有效地改善多囊卵巢吗？答案就是骑单车！从 2006 年起，台北台安医院就开始建议多囊卵巢患者做骑单车运动。资料表明，做了骑单车运动的病人不仅能有效改善多囊卵巢，还能增加自然受孕的概率。有许多病人进行骑单车运动几个月后都自然怀孕了。2011 年，《纽约时报》发表了一篇文章表明，许多研究显示，骑单车运动的效能是跑步的两倍，所以骑单车省时，且对心肺功能的提升很有帮助。

那么，为什么骑单车运动对多囊卵巢的治疗有这么神奇的功效？这是因为骑单车会促进子宫和卵巢的血液循环，让它们被充分滋养。而且骑单车的功效会让心肺功能大大增强，非常有助于改善多囊卵巢；但所有这一切的前提，是你必须先吃得健康，让身体有足够养分摄入。因此，骑单车前一个小时，要提前补充一些优质淀粉，可以吃一点主食和水果，切记不能饿着肚子运动，否则会适得其反！

5 什么样的保健品适合多囊卵巢病人？

常常有病人问我："医生，我该吃点什么营养补充食品来改善多囊卵巢？"我会建议她们吃辅酶 Q10。前面我们讲了多囊卵巢病人可以通过骑单车来增强血液循环、提升心肺功能，从而改善多囊卵巢。那么辅酶 Q10 的作用，就是将骑单车的功效再做提升。

辅酶 Q10 是存在于线粒体的一种辅酶，线粒体就好比细胞的供电公司，会帮助细胞增加发电效能，让细胞充满能量。心脏的肌肉细胞里含有很多线粒体，辅酶 Q10 能让心脏的电力公司加强发电，增强心脏的功能。

那么，它和骑单车又有什么关系呢？因为运动量大的细胞所含线粒体最多，当你开始骑单车运动，它能增加运动效能，从而强化心肺功能和血液循环，最终达到改善多囊卵巢综合征的目的。

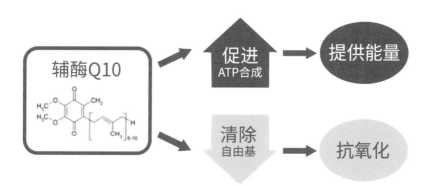

6 **多囊卵巢综合征患者可以外食吗?**

多囊卵巢综合征患者一般都喜欢吃油炸食品和加工食品,这使她们的饮食结构非常不健康。因为这些垃圾食品的摄入,会让身体里的细胞膜产生变化,影响和降低胰岛素的结合效能,发生胰岛素抵抗。此外,还有一个生活习惯也会影响我们的健康,那就是外食。外食餐盒的制作材料是否安全,一直饱受争议。如果我们长期吃外食,这些塑胶容器或其他不健康的包装在装了热食后,会释放有害物质,一旦摄入太多这样的环境激素,将影响激素代谢,造成脑下垂体的负回馈,从而抑制排卵。

7 **熬夜晚睡、不吃早餐,不良的生活习惯容易导致多囊卵巢综合征吗?**

当然会!熬夜会影响生长激素对细胞修复的能力,降低基础代谢,也会发生胰岛素抵抗。简单来说,就是会变老、变丑、变胖!特别是在产生胰岛素抵抗后,特别容易发福,否则为什么很多上夜班的人,虽然吃得很少却还是胖,就是这个原因。所以,别再问自己"为什么喝水都会胖",先想想自己的生活作息是否规律。

再来说说不吃早餐这个问题,不爱吃早餐的你请注意了,这是值得花一辈子时间改掉的坏习惯。对自己好一点,爱自己多一点,从好好吃一顿早餐开始!一日之计在于晨,吃一顿丰富美味的早餐不但会拥有好心情,更重要的是让消化系统发挥更好的功效。若是早餐匆匆忙忙应付了事,交感神经就会增强,副交感神经减弱,肠

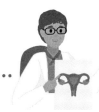

魏医师碎碎念

我曾经有一位多囊卵巢病人，她的饮食、运动、作息都很正常，却仍然没有排卵。后来才了解到，原来她和她老公的性生活较少，她怀疑她老公不爱她了，我建议他们夫妻一同上心理减压课。后来有一个月，她忽然自然排卵了，原来是有一天先生趁她睡觉时偷偷亲了她一下，让她感觉到了爱。你知道吗？备孕夫妻应该多去制造"催产素"，催产素是一种非常特殊的物质，它甚至比多巴胺更能让人心情愉悦，它能使人感受到爱、感受到幸福，让每一天都被"爱"包围着，当然就能够轻松好孕啦！

道对营养的吸收就会降低，造成代谢不良。当吃不到足够的营养，子宫卵巢就无法被滋养，自然就会发生多囊卵巢和宫寒了。

⑧ 为什么在治疗多囊卵巢时，改善生活方式优于吃达英35？

　　前面文章提到，多囊卵巢综合征患者大部分是饮食不健康、作息不规律、不爱运动造成的。这样不良的生活习惯，会让你的身体缺乏营养、代谢不良、内分泌失调，使雄激素增高从而发生胰岛素抵抗，也就是多囊卵巢综合征。常用的治疗方式是吃达英35，但这么做只能靠短暂抑制排卵来降低雄激素和雌激素。

　　其实有一种方法能从根本上改善你的体质，达到治疗多囊卵巢的功效，它无毒无害无副作用，且优于达英35，就是改善你的生活方式。你需要做的是健康饮食、按时作息、适当运动，让身体摄入足够的营养，保障充足的睡眠，再加上适当的运动，就能让你从根本上改善体质，治疗多囊卵巢综合征。

9 卵巢打孔可以治好多囊卵巢综合征吗？

答案是治不好的，因为采用卵巢打孔的方法，只能暂时烧掉一部分卵泡，短暂降低雌激素和雄激素，虽然有可能短时间内恢复排卵，但无法根治。就像为了让田里一部分稻子吸收更多营养，而割掉另一部分一样，是治标不治本的方法。而且有时过度破坏卵巢，反而造成卵巢功能下降。

卵巢早衰

卵巢早衰 (premature ovarian failure) 是指女性在 40 岁之前出现闭经，伴有促卵泡激素升高 (FSH>40 mIU/mL)。2016 年欧洲生殖医学会提出将卵巢功能不全 (premature ovarian insufficiency) 的诊断阈值改成 (FSH>20 mIU/mL)，希望可以达到早期诊断治疗的目的。卵巢储备功能下降 (diminished ovarian reserve)，常指抗米勒管激素 (AMH) 少于 0.5~1.1 ng/mL，双侧卵巢窦卵泡数少于 6 个。

其实，卵巢储备功能下降的判定还是应该依年龄来比较，才可以早些采取预防措施。从卵巢储备量下降，到卵巢功能不全，直至卵巢早衰，是渐进性的临床症状，刚开始时可能只是月经量减少、月经周期拉长、淋漓不尽等症状，慢慢发展愈加严重，直至停经！

卵巢功能下降可能的原因：

① 遗传（少数原因）。例如特纳综合征（Turner's Syndrome）、X 染色体脆折症（Fragile X）等；

② 卵巢手术。例如巧克力囊肿等；

③ 代谢不好造成卵巢的血液循环不良（宫寒）。例如熬夜、减肥等不良生活习惯。

卵巢早衰的主因

你知道吗？当我们在青春期的时候，卵巢有上百万个卵泡，而我们这辈子真正排出的成熟卵子大概只有 400~500 个，那其余的卵子到哪去了呢？

我们可以把卵巢比喻成一块田地，好的田地十分肥沃、养分充足，那么田里的种子自然就能生根发芽茁壮成长；反之，如果田地长时间都处于干旱状态，就会逐渐从绿洲变成沙漠。所谓沙漠就是寸草不生，慢慢的所有种子都灭绝了，就如同绝经了，这就是我们常说的卵巢早衰。

那么为什么我们的卵巢会变成沙漠呢？为什么土地里的种子会灭绝呢？其实还是我们常常谈到的观点——养分。之所以发生卵巢早衰，最重要的原因就是身体长期缺乏养分，换句话说就是我们的卵巢血循环不足。为什么会血液循环不足呢？这又得提到宫寒了。我们知道当身体养分不足的时候，身体会自动优先将养分提供给重要的器官，其次才是卵巢和子宫。

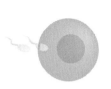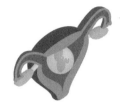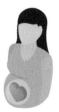

　　什么样的人会血液循环不足呢？❶心肺功能不佳的人，这类人要特别注意了，因为你长期没有锻炼才导致血液循环不足；❷经常熬夜的人，这类人生长激素降低，当然身体养分供给也就不足了；❸减肥的人。我们时常看见许多女孩想要减肥，首先就是减少食物摄取。但你知道吗？这样会把代谢降低，进而导致你的卵巢卵子营养不足，并加速自然消亡，也就造成卵巢早衰了。

　　因此，还是那句老生常谈，关爱你的卵巢从健康饮食、运动健身、告别熬夜做起，以延缓卵巢衰老。即使当卵巢已成了脂肪组织，只剩周边的小小滤泡，仿佛沙漠中的一小片绿洲，但你相信吗？即使是沙漠中的小绿洲，依然有发展的潜能，只需要雨水的滋养，这个绿洲里的小卵泡就会接收到养分，开始慢慢长大，发芽成熟。

　　而这个养分从何而来？当然是从我们日常的健康饮食、规律作息和适当运动中得来，这会给予身体足够养分，让子宫和卵巢被滋养，培育出更好的种子，开花结果。因此，卵巢早衰的人，更要注重养分的获取，坚持下去，沙漠也能成绿洲。

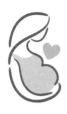 # 子宫与不孕有何关系？

子宫外孕的危害

子宫外孕，就是胚胎着床不在子宫内，多见于输卵管，也可能发生在子宫颈、子宫角（输卵管与子宫的交接处），甚至是卵巢等处。

在胚胎着床初期时，一般血值（HCG）翻倍较差，在阴道超声波（以下简称"阴超"）下无法发现孕囊，甚至在宫外卵巢边发现有孕囊，临床上病人常常会发现不正常出血。所以，当尿条或血中 HCG 确定怀孕但不正常出血，需追踪血值与阴超来确定是着床性出血或子宫外孕。

子宫外孕对女性的危害非常大，严重时甚至会造成生命危险。早期人们对子宫外孕的关注都放在输卵管上，一开始试管婴儿的研发也是针对输卵管不通的病人。但事实上，现在许多子宫外孕患者在手术过程中，才发现她们的输卵管状况是好的，反而是胚胎品质或子宫状态不好，从而导致子宫外孕的发生。

我常常比喻输卵管就像一条马路，而胚胎就是马路上行驶的车辆，子宫外孕就像一场突发的交通事故，行驶的车子卡在马路中央动弹不得。这有可能是因为车子的品质不好（胚胎品质不好）抛锚了，也有可能是马路坑坑洼洼（输卵管问题）不好走，这些都是导致子宫外孕发生的原因。此外，还有子宫腺肌症、子宫状况不好及血液循环不够造成宫寒时，胚胎宝宝选择更加温暖的地方（例如输卵管）着床这几种可能。

子宫为什么会寒？

如前所述，若养分不够充足，那么身体一定优先将养分提供给大脑、肝脏、心脏等重要器官，然后才是免疫系统，接下来是肌肉，最后才是子宫和卵巢。所以严重缺乏养分的人，基本上代谢都不好，例如糖尿病患者容易发生脑部智力减退、健忘的情况，甚至需要进行肾脏透析。但若只到胰岛素抵抗的阶段，还没有发展到糖尿病，身体会先减低生殖器官的养分供应，也就是我们常说的"宫寒"了。

广义的"宫寒"包括卵巢供血不足及子宫供血不足，当卵巢的营养不足的时候，我们的优势卵泡成长较慢，而且品质比较不好。好比工厂正常交货周期为两周，但养分不足时制作周期就会延长，而且生产出来的产品故障率也较高。这也是诱发子宫外孕的原因之一，因为胚胎的品质不好，就像马路上前行的车子抛锚了一样，在输卵管中造成子宫外孕。

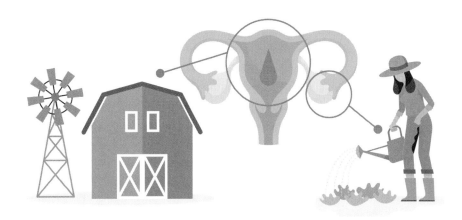

　　孕育胚胎的过程就像种稻子，子宫就好比田地，我们必须先把田耕好了才能播种插秧。如果子宫的养分不够，供血不足时就插秧种稻子，那么极有可能导致稻苗长到一半，就因养分不足枯萎了，也就是我们所谓的胎停（稽留流产）。当你的胚胎着床之后，养分不足供血不够的时候就会发生胎停。

　　我常跟病人说，要把田耕好，让我们子宫这块土地有充足的养分孕育宝宝。就像当我们的运动、睡眠品质好，我们的血液循环就好，再加上健康饮食给予足够养分，我们子宫里的胚胎就会像稻子一样粒粒饱满了。

　　但是，目前有很多人觉得胎停的发生是因为自体免疫的问题。什么叫自体免疫呢？就是我们身体里的白细胞发起了攻击，而攻击的对象是我们自己的正常细胞，因此也包括胚胎。我常跟病人解释，为何我们的白细胞会对自己的正常细胞发动攻击呢？是白细胞错乱了吗？不是的，是因为你吃的食物不够健康造成的。例如，当我们人体摄入地沟油或反式脂肪时，这类脂肪可能会作为细胞的细胞膜原料，然后白细胞会认为这些细胞是外来的，从而发生攻击。

所以，我们应该改变不健康的饮食习惯，制造健康正常的细胞，来避免自体免疫问题的产生。因此，一定要给予身体足够的营养——"吃好、睡好、运动好"，保持健康的作息，避免胎停。

子宫颈问题会影响怀孕吗？

很多女性在做液基薄层细胞学检查(TCT)时，很担心它会影响试管成功率！其实在孕前检查中，子宫颈检查是必要的，因为若在怀孕过程中子宫颈出了问题，会让你孕期的状态变差，所以应当在孕前做好处理。

若是已经做过利普刀(LEEP)，也就是做过子宫颈锥形切除术，但又有怀孕需求的女性，建议考虑做人工授精。因为切除的细胞会减少拉丝白带的分泌，从而影响自然受孕的机会。

至于子宫颈发炎，若只在抹片上观察到一些白细胞，只要做好治疗是不会影响怀孕的；但若有细胞发生改变，例如宫颈上皮内瘤变(CIN)，虽然不会影响怀孕率，仍必须持续追踪以免子宫颈发生癌变。

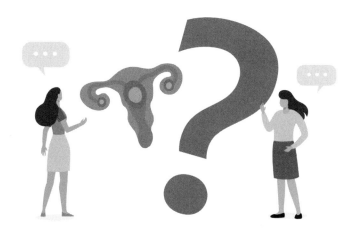

子宫内膜粘连、子宫内膜增生

　　子宫内膜的粘连如同天然避孕器，因为它会影响胚胎着床！所以若是子宫内膜出现粘连，一定要进行处理。至于子宫腔异形，例如鞍状子宫、中隔子宫，则需临床医师视情况决定是否处理。

　　当你的排卵不正常，月经也会跟着出现问题，此时子宫内膜增生的发生概率也跟着增高。由于月经的形成是从募集卵子开始，之后选出优势卵泡，优势卵泡排出后会生成黄体，制造出黄体素，让子宫内膜的密度增加。若当月没有受孕，黄体就会萎缩，导致黄体素下降，形成正常的月经。但若是排卵异常，或是没有排卵，也就无法制造出黄体素，子宫内膜没有办法一次性脱落，便会出现撤退性出血，甚至有滴滴答答淋漓不尽的现象，若长期堆积，就容易产生子宫内膜过度增生。所以，要预防子宫内膜的增生，最重要就是恢复排卵。

子宫肌瘤和子宫腺肌症

子宫肌瘤是女性生殖器官中最常见的一种良性肿瘤。若肌瘤不大，且追踪过程稳定，那么一般发生肿瘤癌病变的概率是不高的。备孕的女性若有子宫肌瘤，只要肌瘤的位置不在子宫内膜正下方，就不太会影响着床和月经量，不一定要处理，但一定要持续观察。

子宫腺肌症则属于内膜异位症的一种，是指子宫内膜异位长入子宫的肌肉层里，并保持周期性增生、剥脱、出血等功能性改变，引起相应症状。我常和病人比喻，子宫肌瘤就像土壤里的石头，血液循环好就可以绕道而走；而腺肌症就像土壤里的树根，会影响血流及胚胎着床。

那么患有子宫腺肌症的备孕女性，该如何增加着床概率呢？最好的方法就是打长效停经针（GnRHa）降调来抑制排卵，让子宫没有雌激素的刺激，可以让腺肌症的病灶在有限时间内萎缩，增加胚胎着床的机会。

什么是子宫内膜异位症？

子宫内膜异位症（endometriosis）是一种常见的妇科疾病，是指子宫内膜组织生长在子宫腔以外引起的病症，例如生长在子宫肌层、卵巢或盆腔内其他部位，它主要分为四期：

I 期 minimal	是指有些点状的子宫内膜异位症小病灶，它可能出现在女性的骨盆腔和一些生殖器官，例如子宫、卵巢，没有瘢痕产生。
II 期 mild	相较一期病灶更多也较大，可能会有少许瘢痕形成。
III 期 moderate	除了病灶更深之外，双侧或单侧卵巢也可能出现较小的巧克力囊肿，而且会有些粘连（adhesion）发生。
IV 期 severe	病灶会扩展至更广泛的区域，而且会形成严重粘连和瘢痕组织，双侧或单侧的卵巢都可能出现较大的巧克力囊肿，常见的子宫腺肌症也属于第四期。

关于子宫内膜异位症的发生，目前有许许多多的理论，但仍没有最终定论！最常被引用的说法是女性经血逆流，沿着输卵管到了骨盆腔再到卵巢表层，这时若身体里的白细胞（清道夫）不够强壮、不够有效能，就会放任它随着月经周期慢慢形成病灶，例如巧克力囊肿或类似疾病。当然，也有很多其他说法，例如骨盆腔的细胞转变成子宫内膜，甚至也有胎儿时期形成的。

子宫内膜异位症最常见的症状是疼痛，尤其是月经周期时的疼痛。再就是造成不孕，还有月经量的增加。

当然，除了痛经之外，还有一些其他的症状，例如拉肚子或是性生活疼痛的状况。值得注意的一点，疼痛的强弱并不能作为判断子宫内膜异位症严重程度的标准。有些人只是轻微的子宫内膜异位症，却非常疼痛；有些人病情已经非常严重了，却完全没有症状，直到照了超声波后才发现自己有巧克力囊肿。

子宫内膜异位症的后遗症

子宫内膜异位症除了疼痛和引发肠胃不适之外，有将近一半的患者会有不孕的状况出现。其中一部分原因是子宫内膜异位症造成输卵管和骨盆腔的粘连；还有病灶产生的细胞素会影响精子

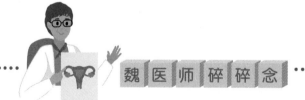

魏 医 师 碎 碎 念

20 年前我曾经有一位患者，每次月经来的时候都会血崩，甚至必须穿成人纸尿裤，严重时甚至要输血。在经过两次手术切除腺肌症的病灶（debunking），最后打 GnRHa 长效停经针植入胚胎后，现在小孩已经 20 岁了。后来在厦门也有一位患者，年纪很轻但是患有严重的腺肌症，从阴道超声波竟然看不到子宫尽头。之后我们让她打 GnRHa 长效停经针 6 个月，取卵后冷冻了很多漂亮的胚胎，最终成功怀孕，现在宝宝已经 2 岁，而且很健康。

什么是巧克力囊肿？

巧克力囊肿，顾名思义就是卵巢的囊肿里面含有类似月经血的积贮！也就是子宫内膜异位瘤（endometrioma），绝大部分都是良性的。发生的原因是子宫内膜组织异位生长在卵巢，而我们的免疫系统没有及时清除它，伴着月经来时造成月经血的积贮。

和卵子。所以，一旦发生子宫内膜异位症，医生都会建议患者尽早怀孕。再就是卵巢肿瘤，有些研究发现子宫内膜异位症会增加卵巢癌的发生概率，虽然概率较低，但还是有追踪的必要性。

不过 1997 年美国不孕症医学会达成一项共识，并且于 2019 年美国生殖医学年会又重新作了一次揭示。不孕症患者治疗子宫内膜异位症时，手术并不是第一选择，因为当卵巢切除巧克力囊肿时，多少会伤害到正常的卵巢组织，这也是为何手术后 AMH 会下降较多的原因之一。所以，我们一般会建议患者先冷冻胚胎，再打 GnRHa 长效停经针抑制子宫内膜异位症，最后进行胚胎植入。

此外，还有关于阴道超声波下卵巢抽吸巧克力囊肿的治疗方式，2019 年美国生殖医学年会也再度重申，这么做容易造成日后卵巢脓疡，所以此治疗方式要尽量避免，若真有其必要性，则建议术前以抗生素避免感染。

男性不育症原因概谈

江汉声教授／提供

　　不孕症不是一种单纯的病症，必须找到男性或女性不孕确凿的原因（如男性无精子、女性不排卵）。只是不孕是男女生育力的综合表现，意思就是如果一方生育力强（例如男性快速活动力精子多、女性年轻生育力正常），另一方即使有些缺陷（称为低生育力Subfertile，如男性精子数量少或活动力不足、女性年纪大或排卵有问题），生育力还是可能正常的。此外，不孕经常是身心综合的症状，即使双方生理都很正常，也还是可能长期不孕；即使都有些缺陷，也可能很快就怀孕了。因此，治疗不孕并非只靠药物或人工生殖科技，还可以进行生活调整、心情放松，甚至另类疗法，都有一定的效果。

　　如果从严重程度来分类男性不孕，可以分成 3 种，第一种是轻度不孕（Subfertile），指的是精子较少或活动力较差，造成的原因包括环境因素，如污染、高温工作、抽烟、生活不规律、睡眠不足、

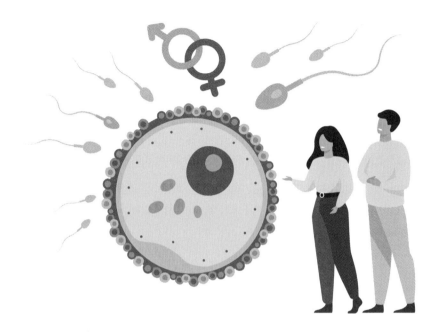

药物影响等，治疗方法是消除这些原因，然后采用低温治疗。首先算准伴侣的排卵期，每天将阴囊浸在冷水中约 20 分钟，隔天同房一次，便能创造最高的授孕力。

第二种是精子品质极度不良，标准是每毫升精液精子数小于 200 万个，快速向前窜动的精子小于 20%。这类病人的病因如精索静脉曲张、部分隐睾症，有些可由手术矫正，但其他不管是后天因素如腮腺炎或高烧后遗症，还是先天因素如 Y 染色体小段缺损、睾丸发育不良等，除了少数对脑下垂体激素有反应，其余在治疗上相对困难。这时若女性伴侣年纪大、生育力不强的话，应尽早考虑人工生殖科技。

第三种则是无精子的重度男性不孕，这又分成几类，一类是睾丸正常，即所谓阻塞性无精子症，最先须考虑的是外科手术，例如输精管结扎后，不管多少年后再接通的成功率还是很高的；若是炎性反应的后遗症，做副睾丸输精管的吻合术成功率则没那么高，不过在考虑人工生殖科技以前，打通输精管还是较经济实惠的考量。另一类先天无输精管的病人，睾丸基本上是正常的，这时采取卵细胞质内单精子注射之试管婴儿科技，成功率很高。

第四种是无精子症来自睾丸因素，是男性不孕症中最难治疗的一种，其中只有脑垂体分泌不足所引起的睾丸发育不全，可以通过脑垂体激素（FSH+HCG）治疗。其他睾丸萎缩或睾丸无精子症，原因则包括先天的遗传疾病，像染色体异常 47XXY、Y 染色体缺损、有 SRY 基因的 46XX 等，以及两侧隐睾症或是因幼年期腮腺炎、其他炎症反应引起睾丸萎缩的后遗症，这些病人的睾丸变得很小，在以往都不可能以自然性行为方式，通过自己的精子来使伴侣怀孕。但在试管婴儿的时代，仍然可以进行睾丸取精术，在显微镜下做精原小管的搜寻，找出尚有精子的小管来取精，称为显微取精术（micro-TESE）。每一位睾丸萎缩的病人，都有找到精子的机会，虽然比率没有高过半数，却让这些病人能以自己的精子进行试管生育。

　　男性不育为男性病人带来相当大的压力，尤其是重度睾丸无精子患者。所以，一方面要做专业的不孕咨询，另一方面还可采取另类选择，包括用捐赠者的精子做试管婴儿及领养等。毕竟在所有治疗都失败之后，我们要将不孕治疗人性化处理，进行身心灵的通盘考量，才能真正深入了解不孕症，找出解决方案。

	男性不育状况	形成原因
轻度	精子较少或活动力较差	环境因素：污染、高温工作、抽烟、生活不规律、睡眠不足、药物影响等
中度	精子品质不良	精索静脉曲张、部分隐睾症、腮腺炎、高烧后遗症、Y染色体小段缺损、睾丸发育不良
重度	无精子	阻塞性无精子症、炎性反应后遗症、先天无输精管、脑垂体分泌不足所引起的睾丸发育不全、睾丸萎缩或睾丸无精子症、两侧隐睾症或是因幼年期腮腺炎、其他炎症反应引起睾丸萎缩后遗症

情绪与不孕有何关系？

临床心理师 钟昀蓁／提供

随着社会进步发展，生活条件逐渐优化，越来越多的人走上不孕不育的道路。许多患者多次到医院检查，都找不出不孕的根源。研究发现，心理压力会提高不孕症的发生概率，而生活形态则是造成心理压力的关键。许多不孕患者劳于工作、精神紧张，加上人际关系的压力，甚至是想要怀孕的迫切心情，这些一并让生活变得一团糟，急性的高度压力或持续性的慢性压力，都会引起神经内分泌功能失调，进而影响生殖系统的功能。

压力会降低怀孕概率及其生物性证据

从神经内分泌机制上发现，随着压力出现，两类重要的激素包含内啡肽、脑啡肽（主要是前者），会抑制促黄体素释放激素（LHRH）的释放；另外，垂体激素（催乳素）和糖皮质激素（压力荷尔蒙）会降低垂体对 LHRH 的敏感性。男性方面则会造成男性激素睪固酮下降，影响精子品质；女性方面，糖皮质激素也会影响卵巢，使卵巢对促黄体素（LH）反应减弱。其结果是降低了 LH、卵泡刺激素（FSH）和雌激素的分泌，使排卵的可能性降低，造成卵泡期延长，使整个月经周期变长而不规则，甚至不排卵。压力期间催乳素的释放也会导致黄体素水准经常被抑制，从而破坏子宫壁的成熟，造成着床困难。

压力引发的自律神经失调也会干扰生殖系统作用，当男性紧张或焦虑时，副交感神经活动会被抑制，导致勃起困难；而如果是已勃起的状态，焦虑的心理状态导致副交感神经转换为交感神经的速度过快，也会造成早泄的情形。此外，勃起或早泄功能障碍本身对于男性就是一项高压力源，是使男性陷入恐惧本身的恶性循环。许多研究显示，超过一半的男性就诊时抱怨生殖功能障碍是来自精神性阳痿，而不是器质性阳痿，因为他们通过"快速眼动睡眠时（晨醒）勃起"来判断自己是心理因素造成的。女性方面，研究显示在交感神经过度激发下，导致去甲肾上腺素和肾上腺素分泌增加，这两样激素将显著减少子宫内血流量，减少向胎儿输送氧气，进而增加流产的可能性。在妊娠晚期则可能由于糖皮质激素（压力荷尔蒙）升高，增加早产的风险。

无论男性还是女性，压力会抑制各种性激素的分泌，导致性欲下降，无论是寻求或接受性行为上，都会受到影响。原本亲密的肢体肌肤接触会触发副交感神经的活化，带来放松的感受，但是当伴侣间的亲密、信任关系受到威胁，或是性生活因备孕压力而变成任务，并非带来愉悦的享受时，同房便成了一种焦虑情境，更容易引发压力连锁反应。

根据常见的心理调适困难进行自我评估

从上一部分我们了解了压力如何通过生理机制影响生殖系统，明白过度压力将导致不孕概率增加；但是压力人人都有，究竟什么程度的压力才是需要关注的？以下我们运用"简式健康量表"来监测情绪状态。

简式健康量表（BSRS-5）

请仔细回想一下，最近一周中（包括今天）这些问题使你感到困扰或苦恼的程度，然后圈选一个最能代表你感觉的答案。

	完全没有	轻微	中等程度	严重	非常严重
❶睡眠困难，譬如难以入睡、易醒或早醒	0	1	2	3	4
❷感觉紧张或不安	0	1	2	3	4
❸觉得容易苦恼或动怒	0	1	2	3	4
❹感觉忧郁、心情低落	0	1	2	3	4
❺觉得比不上别人	0	1	2	3	4
★ 有自杀的想法	0	1	2	3	4

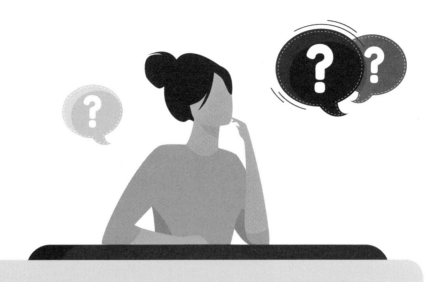

请填写检测结果

❶～❺题总分 ▶   分

◆ **总得分 0 ～ 5 分**：身心适应状况良好。

◆ **总得分 6 ～ 9 分**：轻度情绪困扰，建议找家人或朋友谈谈，抒发情绪。

◆ **总得分 10 ～ 14 分**：中度情绪困扰，建议寻求纾压管道或接受心理专业咨询。

◆ **总得分 > 15 分**：重度情绪困扰，需高度关怀，建议咨询精神科医师接受进一步评估。

★ 有自杀的想法

◆ 若前 5 题总分小于 6 分，但本题评分为 2 分以上时，宜考虑接受精神专科咨询。

Part 1 『好孕』不光只靠好运，还有健检身体的问题！

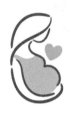# 年龄与不孕有直接关系吗?

在看诊的过程当中,我们常遇到患者问:"医生,是不是年纪越大生育能力就越差?"在回答这个问题之前,我想先跟大家分享当今一个特别的现象 —— 高龄产妇和高龄不孕。为什么会出现这个现象呢?因为台湾的年轻人大多不想那么早有小孩,选择先打拼事业,等到想生的时候,往往已经高龄了;但年轻时没有好好爱惜自己的身体,等想生小孩的时候身体已经出现种种问题,导致不孕。

我自己就是一个活生生的例子,36 岁才生第一胎,也算是高龄产妇一族;但因为我备孕时重新打造规律健康的生活,减少夜班,所以在两年后也顺利生下第二胎。之所以分享我的个人经历,是想告诉大家,高龄与生育能力差之间并不能画上等号。我有过许多的病人,因为年轻时过度透支身体而导致多年不孕,来做试管时往往已经不年轻了,但这些病人通过调整作息、健康饮食、坚持运动一段时间后,各项指标反而有了不同程度的提升,进而成功怀孕。

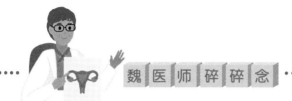

魏医师碎碎念

我有一位高龄卵巢早衰的患者，她的 AMH 只有 0.13，FSH 高达 51。我对她说："你会比年轻的病人难一些，要用平常心努力去做，只管耕耘不问收获喔！"她听了我的话，真的保持一颗平常心去努力了。有一天，在超声波下看到两颗小卵泡，取卵后竟然养成了两个囊胚，她很平静地对我说："那就植入吧……"也许正是这份淡然，让她生下了一个可爱的小宝贝。现在她已经 46 岁了，正准备来植入第二个胚胎喔！

为什么年轻的时候完成不了的事情，高龄时反而能成功呢？秘诀就在于"养分"。当你吃得营养、睡得安稳、认真运动后，身体就有足够的养分，自然就有好的土壤供种子生根发芽了。因此，高龄备孕更要把握好正常生活、饮食、运动的原则，让身体在充足养分的滋润之下，完成怀孕生小孩这个目标。

人工辅助生殖技术概谈

通过上述文章可以知道，在进行到人工辅助生殖技术前，应先从调整与改善日常生活着手，再来考虑人工辅助生殖技术。

我们常听到的"试管婴儿"，就是采用体外受精胚胎移植术（IVF-ET），分别将卵子与精子取出后，用人工方法使其受精并进行早期的胚胎发育，然后移植回母体子宫内着床、发育，诞生婴儿。当时该技术被称为人类生殖技术的一大创举，引起了医学界相当大的轰动。最初的不孕症患者，因为输卵管问题导致卵子无法与精子相遇、受精，而试管婴儿技术的出现，即可解决这项问题，为不孕不育症的治疗开辟了新的途径。

在此之后，试管婴儿技术日益成熟，也有了新的发展和变革，二代试管随之出现。说起二代试管，它其实是一个美丽的错误，这个美丽的错误发生于 1992 年比利时的实验室中。当时实验室针对精子品质较差的病人，把 5~8 个精子放到卵子极体下面的空腔；但有一天，工作人员不小心戳破了卵子的细胞膜，却意外发现胚胎的受精率及品质是好的。于是，卵质内单精子注射（ICSI）二代试管婴儿技术就此诞生，解决了因男性因素导致的不孕问题。

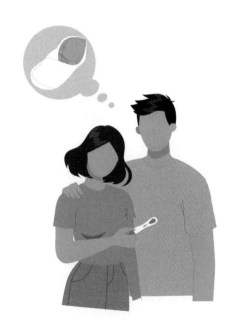

日后随着分子生物学的发展，在人工助孕与显微操作的基础上，胚胎着床前遗

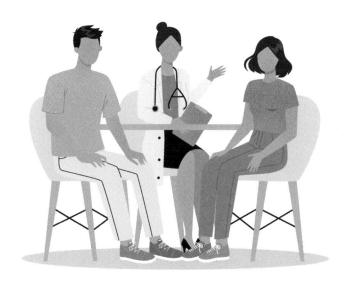

传病诊断(PGD)开始发展并运用于临床。当打排卵针得到较多卵子，并经由实验室培育出较多胚胎，再加上遗传诊断学的进步，共同奠定了三代试管的基础。三代试管技术的产生不仅能解决不孕不育的问题，还具有革命性的突破，从生物遗传学的角度帮助人类选择最健康的后代，为有遗传病的父母提供生育健康孩子的机会。

记得我在 1990 年前往新加坡，参加世界妇产科学会大会，会中英国 Edwards 团队报道了第一例利用 PCR 检测作胚胎着床前诊断，为血友病患者挑选出女胚胎，来避免病患的下一代也有血友病(hemophilia)。而遗传诊断学日益进步，如晶片的应用、测序的应用，进一步检查出更多染色体基因是否正常，从而选择出正常的胚胎，很大程度上都能降低流产或试管失败的概率。

 # "试管"为什么会失败？

　　试管失败的原因有两点，第一是胚胎的品质，第二是胚胎的生存发育环境。让我们一起温习之前讲过的宫寒部分。窦卵泡就好像种子，它必须有足够养分才能发育为成熟的卵子。所以，在做试管的过程中，很多人一开始的卵泡数量很多，可是在打排卵针的过程却逐渐减少，这就是养分不足导致的问题。比如，在打排卵针的过程中不小心感冒了，这时你身体的养分就要分出一部分去跟白细胞作战，卵泡就会成熟得非常慢，时间又会拉长；又或者打排卵针的过程你非常焦虑，导致睡眠不佳，紧张得吃不下饭，这样卵泡的成长也会很慢，到了试管取卵的阶段，能取出的卵子数量就变少了，品质也相对不够好。这些品质不够好的卵子，经过受精后很难成为优质的胚胎，就像先天品质不好的秧苗，很难长成粒粒饱满的稻子。这也是为什么到了第五天、第六天，优质囊胚很少的原因。

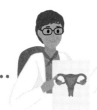

魏医师碎碎念

有一天，一对年轻小夫妻抱着宝宝来诊间看我，先生拉着我不停地感谢："魏医师您知道吗?我真的很感谢您给了我太太信心，我们才能成功圆梦!"我回他说："不是我给你太太信心，是你给她的!"原来，这对夫妻曾经在其他医院有过失败的试管经历，导致太太对于怀孕这件事一直没有信心。有一天他们来到我诊间，我问先生："你对你太太怀孕这件事有没有信心?"先生一开始不敢回答，但后来还是勇敢地对太太说："我对你有信心，我们一定可以成功的!"就是这句话让他们成功冷冻了20个囊胚!所以在备孕的时候，先生应该给予太太足够的信心与支持，这样更能帮助太太成功怀孕。

所以，很多人发现自己有第二天、第三天品质不错的胚胎，但是这些胚胎却后继无力，无法发育成优质的囊胚，很大原因来自养分不足，最常发生在过瘦或过胖的病人身上，也就是代谢不良的人。当你的养分不足时，身体会把养分优先供给大脑、肝脏、心脏等重要器官，而不会供给你的生殖器官。同理，在男性身体状态不好的时候，精子的生成也是不好的，自然也影响胚胎的品质及正常比率。所以我们常常看到有些先生，黑夜当白天过、烟不离手，这样的人在做试管的时候胚胎异常的比例很高。因此，在做试管之前，夫妻双方都要先把自己的身体素质提高，这样才能提高试管的成功率。

那么在做试管之前如何自我评估身体状态的好坏呢?只要注意以下几点:(✓)

1	你的排卵时间是正常的或相对提早,而不是延迟。
2	排卵后 5~8 天的黄体素比较高。
3	经过锻炼后体重相对增长,但看起来却显瘦而不是变胖,因为长的是肌肉,这代表身体的养分足够。
4	维持良好心态,专注在如何吃好、睡好和运动上,而不是专注在焦虑上。因为思虑过多,养分会被大脑用掉太多,这样会影响内脏养分包括肠胃的吸收,卵子的品质也会被影响。
5	情绪非常重要!尤其是很多人试管反复失败后,心理留下重大创伤,变得非常焦虑和没有安全感,这些不良情绪会让你的卵子品质下降,所以很多人试管越做卵子越差。

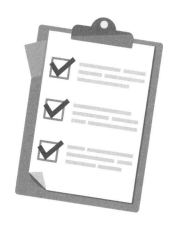

不过你可能会想,既然试管技术已经日趋成熟,为什么还是有人会失败呢?首先,胚胎品质有问题、品质不佳或染色体异常,都会导致胚胎无法成功着床。当我从美国学习三代试管技术归来,进入真正的临床应用时,我发现越来越多的病人已几乎没有正常的胚胎可供选择了。解决的方案就是提升卵子的品质,我开始关注血糖代谢与不孕症的关系,用备孕养卵的方式为试管病人增加成功率。

在诊间我常跟病人比喻,为什么土鸡蛋的营养价值比较好?因为土鸡放养、有运动、吃得天然健康,且过得悠哉。同理,如果备孕的准妈妈们熬夜、吃得不健康、长期运动量不够,且紧张焦虑时,卵子的品质就会相对不好,做试管的成功率也会相对较差。

其次,若卵子品质没有问题,就要考虑一下是否因为子宫环境不佳而导致着床失败。常见的情况就像某些子宫疾病或是宫寒,都会影响胚胎的着床。宫寒,其实就是子宫的血液循环不好,解决方式就是每周保持两次各一小时的有氧运动,能有效改善子宫的血液循环。此外还有自体免疫等情况,也是导致试管失败的原因。

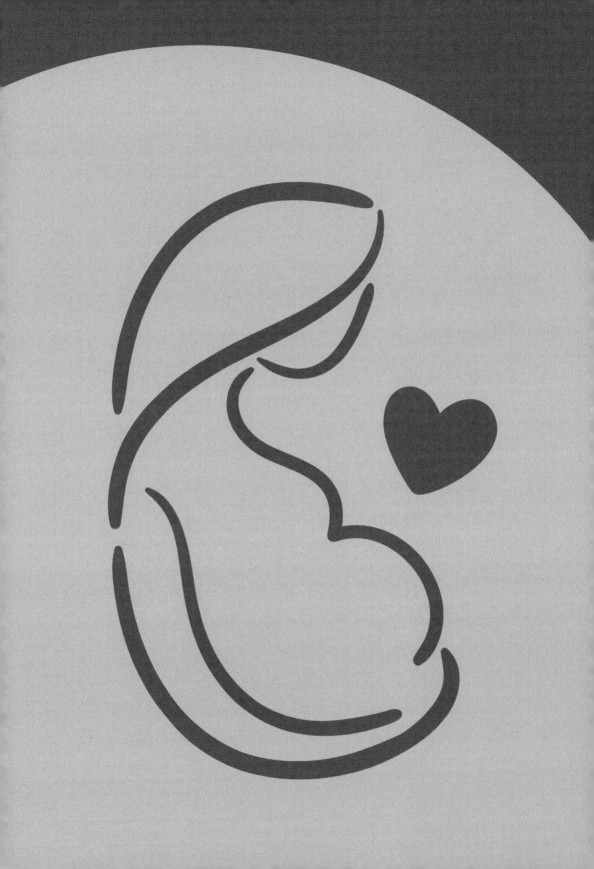

Part 2

没有好卵子，
就没有好胚胎！

为什么一直反复强调"养卵"的重要性？

养卵需补充的营养素

血糖与不孕的关系

关于健康减肥，你必须知道的！

养卵的心理调适建议

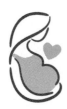 # 为什么一直反复强调
"养卵"的重要性?

许多备孕者都有相同的困扰,为自己的窦卵泡数量太少而感到担心,抑或是为 AMH 值太低而忧愁不已。我决定分享一个特别病例,带给大家正能量。为什么说是特别病例呢?因为这位患者曾经的窦卵泡基数为 0,AMH 值只有 0.26,可以说情况是相当糟糕了;但她来就诊时心态非常好,对我说只要有什么是对她怀孕有帮助的,她都会积极去做,于是我建议她尝试"养卵"。

在整个养卵的过程中,她非常配合,坚持健康饮食、运动并且规律作息,奇迹发生了,她的卵泡又重新长了出来,最多的时候竟然有 6 个。养出了很棒的囊胚,移植一次就成功了。所以我一直反复强调"养卵"的重要性,因为它真的很神奇。当身体的养分不够时,它会优先减少供应养分给卵巢和子宫,那么卵巢和子宫的血液循环就不好,从而造成宫寒。当卵巢里的卵子在养分不济的状态下,是无法良好地生长发育的。

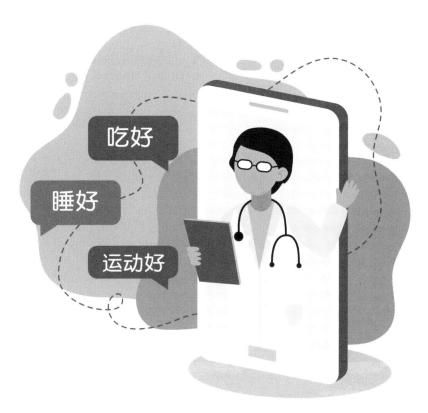

如何养卵？

　　在了解备孕养卵的重要性，以及可能导致试管失败的原因后，究竟应该如何养卵呢？曾经也是一位不孕症患者的我，因为改善了生活品质，朝向健康的"吃好、睡好、运动好"迈进，之后竟然顺利怀孕！因此，我开始积极地将这样的理念告诉我的患者，以及所有备孕中的妇女。那么，究竟要怎么做才能"吃好、睡好、运动好"？有没有明确的 SOP（标准操作规范）？当然有！以下就是我分别针对饮食、运动、睡眠给你的一套清晰、简单的方法，希望你能用享受的心情，一起踏上这段美好的备孕之旅。

饮食

❶ 每周至少 5 天以上，在 8 点前享受一顿丰盛美味的早餐；

❷ 早餐包含丰富的营养搭配，有主食、蛋白质、水果等；

❸ 午餐吃到足够的主食(至少一碗米饭)；

❹ 晚餐有青菜和蛋白质(肉类或海鲜)，并且在 8 点前吃完。

❺ 不吃宵夜，不吃油炸食品。

运动

❶ 每周保持两次有氧运动；

❷ 每次运动时间控制在一小时左右(包含热身、伸展等)；

❸ 做有氧运动时，平均心率达到或超过 130~140 次 / 分钟；

❹ 运动结束后心率恢复较快为佳；

❺ 每周保持一次无氧运动(如重训)，增加你的肌肉量。

> 备孕的准妈妈们时常忽略自身肌肉量，甚至为了怀孕盲目减肥，其实这是错误的！要知道，肌肉含量较高的女性，她的卵子品质通常比较好喔，而且身材看上去反而比较显瘦。

睡眠

❶ 每周至少 5 天以上，在 11 点前入睡；

❷ 入睡后，尽量保持最多一次醒来的情况；

❸ 注意睡眠品质；

❹ 睡满 8 小时，且睡醒后精神饱满；

❺ 不熬夜。

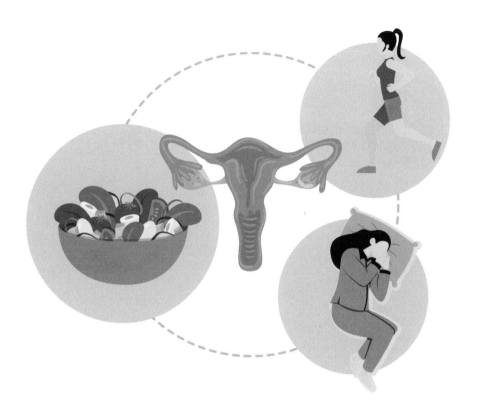

心理

1 学会放松:腹式呼吸、放松训练、冥想或瑜珈都是好的放松方法;

2 照顾负面情绪:有心事时避免过度压抑,适度倾诉、发泄;

3 对自己好一点:宽容且公平地看待自己,允许自己不完美;

4 管理压力:接受自己能力有限,在可承受的压力范围中寻求进步;

5 维持生活品质:拥有亲密良好的伴侣或人际关系,营造暖心的情
感交流,维持幸福感。

"养卵"是一个神奇的魔法,它能在潜移默化中改善你的亚健康
状态,让你成为一个健康妈妈,孕育出健康的宝宝!

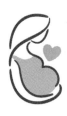

养卵需补充的营养素

叶酸

叶酸是水溶性维生素 B 族之一，又称为维生素 B_9，很容易从尿液中排出，服用叶酸的人，尿液容易呈现较深的黄色。为什么医生都会建议备孕的准妈妈们补充叶酸呢？其实在准备怀孕的时候，我们的身体会需要更多养分来制造优质的卵子，培养胚胎，继而孕育宝宝。其中叶酸就是非常重要的一种养分，它对宝宝的生长发育有很大的影响。因为叶酸对身体蛋白质的制造和利用非常重要，对细胞的生长和 DNA 合成以及红细胞制造也非常关键。

在怀孕初期，叶酸会影响胎儿神经管的生长及愈合，所以对胎儿的脑部和脊髓及心脏血管系统的发育都很重要，因此缺乏叶酸很容易造成胎儿生长发育的异常。

在怀孕初期，最重要的就是心脏和脑部等器官的发育，所以在备孕期到怀孕 12 周左右，都要补充足够的叶酸。

叶酸的好处

在许多的研究中发现，叶酸可以很大程度地避免：

❶ 流产或早产；

❷ 胎儿神经管的缺陷包括无脑、脊柱裂；

❸ 胎儿先天性心脏病；

❹ 妊娠糖尿病；

❺ 生下自闭症、多动症宝宝。

辅酶 Q10

　　如 31 页所述，辅酶 Q10 能让细胞充满能量；但随着年龄的增长，身体里的辅酶 Q10 会逐渐下降，相对应的心肺功能也会逐渐下降，这就是女人年龄越大，越容易宫寒的原因之一。所以补充辅酶 Q10 非常重要，不但可以增强心肺功能与代谢，还可增加末梢血液循环，对各个器官都有帮助，尤其是常常被身体优先剥夺养分的生殖器官——子宫、卵巢。除此之外，辅酶 Q10 也常常被用在抗老化，在选择时请记得挑选天然活性、从烟草叶经过酵母发酵提炼的，吸收会比较好。

Part 2　没有好卵子，就没有好胚胎！

鱼油

Omega-3 有长链和短链的，例如鱼油的 EPA 和 DHA 就是属于长链的；在植物里面，例如亚麻子油含有短链的 ALA，而长链的效力 (potency) 比短链较高。

鱼油能够抗发炎，所以对肿瘤癌症、自体免疫、心血管疾病都有帮助。它的成分也是细胞膜的组成之一，如荷尔蒙中的胰岛素。而胰岛素受体也存在于细胞膜上，所以鱼油也有助于荷尔蒙的讯息传导，也就是能够改善胰岛素抵抗，对神经细胞的讯息传导也有助益。其中 DHA 是脑部细胞的重要组成部分，对胎儿脑部发育也有很大的帮助。因此，备孕及孕期的妇女都建议补充鱼油。

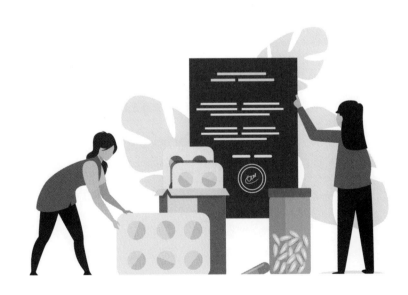

现代人运动量相对较少、工作压力大、生活作息不规律、经常熬夜，饮食也不健康，所以建议在备孕时先作葡萄糖耐受测试，包括血糖及胰岛素的检查。因为当胰岛素抵抗的时候，会造成发炎反应，所以备孕的妇女除了吃好、睡好、运动好之外，还可以补充一些鱼油抗发炎，减少胰岛素抵抗，这样怀孕之后对胎儿的脑部发育也有很大的帮助。

维生素 D

维生素 D 的缺乏已是一个世界性的健康问题，主要是因为现代人生活习惯改变，防晒做得太好！要知道，晒太阳补钙不是没有科学依据的。缺乏维生素 D 不仅影响骨胳肌肉的健康，也与一些急、慢性疾病的发生有关，例如癌症、自体免疫、感染性疾病、2 型糖尿病和神经健康等。

其实，维生素 D 的作用是非常广泛的，它对胎儿基因发展的控制及表现影响甚大。例如，维生素 D_3 会控制一些关于着床的基因（Homeobox A10），进而影响着床，所以我们在预防胎停的治疗当中，除了吃阿司匹林、打肝素之外，补充足量的维生素 D_3 也有很大的帮助。

维生素 D 的补充，对于备孕、怀孕妇女及哺乳期的妈妈来说尤为重要。在怀孕过程中，胎儿很大一部分发育其实跟母体的维生素 D 是否充足息息相关。一些流行公共卫生学的研究发现,胎儿在母体当中的状态将导致未来孩子成长过程中的疾病(fetal programming)。准妈妈们母体的维生素 D 含量充足的话,胎儿发育得相对健康,患慢性疾病的概率较少,甚至怀孕过程中妊娠高血糖和妊娠高血压发生的概率也相对较低(健康妈妈,健康宝宝)。

相反的,缺乏维生素 D_3 的准妈妈们,生下自闭症小孩的比率也较高,而且出生后,孩子也较容易有焦虑的情绪,这些都是因为维生素 D_3 在神经发育过程中有着举足轻重的作用。因此,准妈妈们一定要做好维生素 D 的补充。研究发现,孕妇每周补充 2000~4000 国际单位的维生素 D,可降低早产率和怀孕过程的感染。哺乳期的妈妈们,每日应补充 4000~6000 国际单位的维生素 D。了解了维生素 D 的重要性之后,我再来为大家补充一些相关知识。

1 如何判断维生素 D 是否缺乏?

维生素 D 缺乏是指 25(OH)D 小于 30ng/mL,下页这张图告诉你维生素 D 在血中浓度应达到多少才算是正常。50~70ng/mL 属于较好的状态,治疗癌症以及心脏疾病应维持在 70~100ng/mL;但是注意,不要超过 100ng/mL!

2 如何补充维生素 D?

研究发现,只有很少的食物含有维生素 D,例如野生鲑鱼、有日照的蘑菇、牛奶、一些燕麦谷类,香菇也是不错的选择。因此,我们应该每日至少补充 600-800 国际单位的维生素 D,来保护

维生素 D 于血液中的浓度标准
Vitamin D Levels（25-hydroxyvitamin D）

‹30 ng/mL ‹75 nmol/L	缺乏
30~50ng/mL 75~125 nmol/L	不足
50~70 ng/mL 125~175 nmol/L	良好
70~100 ng/mL 175~250 nmol/L	治疗癌症及心脏病之浓度
›100 ng/mL ›250 nmol/L	过量

我们的骨骼健康。血中浓度若要达到 30ng/mL 以上维生素 D，需摄取将近 2000 国际单位的维生素 D。所以对于成年人来说，可以每两周补充 50,000 国际单位的维生素 D，这样可以让血中浓度达到 40~60ng/mL，有非常好的效果。因为现在的人晒太阳的机会太少，所以造成有些人维生素 D 极度缺乏。所以建议补充之前，先请医生做专业评估，并调整。

其实维生素的补充对于不同人有不同的补充方式，可以每天或每星期补充，也可以每月甚至每四个月补充一次。对于非常缺乏维生素 D 的人，专家建议服用方式可一次服用 300,000 国际单位(bolus)，每 6~12 个月服用一次。

③ 维生素 D 的其他好处

有研究表明，容易忧愁焦虑的人，血中维生素 D_3 浓度较低;而维持身体足够的维生素 D，可提升免疫力喔!

维生素 K

维生素 K 又叫凝血维生素，它最重要的作用是帮助血液凝固，所以也有助于缓解月经过量等症状。维生素 K 包含 K_1、K_2、K_3、K_4，其中 K_1、K_2 最为重要，因为它是天然存在的，属于脂溶性维生素，富含于绿叶蔬菜、奶蛋肉类、水果及谷类中，像牡蛎、奶酪、蛋类等食物都是不错的选择。

相较而言，新生儿比成年人更容易缺乏维生素 K。成年人常见的缺乏维生素 K 引发的病症，例如经常流鼻血、慢性肠炎造成的经常性腹泻等，好发于饮酒过多或严重营养不良的人身上。人类维生素 K 的来源有两方面：❶从肠道菌群合成；❷从食物中摄取。所以，只要你适当摄入均衡的膳食营养，就能很大程度地避免缺乏维生素 K。此外许多研究发现，维生素 D 加 K 一起补充，对骨骼、肌肉还有心脏功能的健康有增益效果。

需要特别一提的是，虽然维生素 K 是脂溶性维生素，不过你也不用担心过度补充维生素 K 会造成副作用，这是很少发生的。

维生素 C

巨噬细胞包括白细胞，含有较高的维生素 C，因此维生素 C 有助于这些细胞的作用增强，也就是增强免疫力。维生素 C 是人体的基本营养素，具有基因调控酶素的作用，它对免疫系统的作用主要在于增强表皮细胞对抗病菌及抗氧化的能力。

维生素 C 的其他优势

❶ 有助于胶原蛋白的形成；

❷ 促进代谢能量的产生（与卡尼丁生成有关）；

❸ 和一般内分泌荷尔蒙的生成有关，例如肾上腺素血管收缩素等，和感染后的心肺循环反应相关；

❹ 和基因转录（transcription）、表观遗传（epigene）都有相关性。

所以缺乏维生素 C，会造成免疫力下降，增加感染概率，这就是维持血液浓度中高剂量维生素 C 可避免感染（例如感冒）的原因。诺贝尔奖得主 Dr. Linus Pauling 就很支持利用大剂量维生素 C 来预防感冒，在感冒时加大维生素 C 的摄取，可以加快痊愈喔！不过人体无法自行制造维生素 C，必须从食物摄取，每日摄取 100~200 毫克的维生素 C 还可减少慢性疾病的发生；但现在的人饮食习惯普遍不够健康，蔬果的摄取量减少，所以维生素 C 摄取量不足，对于一些爱抽烟的人，或较多暴露在污染环境中的人来说，需要摄入更多的维生素 C，以帮助他们抗氧化和排毒。

虽然维生素 C 的高剂量冲刷应用（vitamins C flush），目前并没有很多研究论文支持，但在自然医学上，利用高剂量维生素 C 来达到排毒和增加免疫力治疗感冒的方式是常见的。需要特别留意的是，虽然一般认为维生素 C 不容易留在体内，容易被排出，但是肠道敏感、缺铁、肾结石患者都不适合这类治疗方式。

荷尔蒙之母——DHEA

脱氢表雄酮(dehydroepi and rosterone，DHEA）是一种固醇类荷尔蒙，又有荷尔蒙之母之称，主要在卵巢滤泡鞘细胞及肾上腺制造产生，是睾酮以及雌激素重要的前驱物质。它会增加滤泡中的类胰岛生长素(IGF-1) 生成。在动物实验中，还有一些临床报告指出，DHEA 的补充有助于窦卵泡数的增加。而 DHEA 的生成会依年龄增长而逐渐减少，但运动减少压力却能增加分泌。若是卵巢功能下降的人，血中浓度也会下降。建议 DHEA 的补充锭剂可以25mg 一日两回，也可以用舌下喷剂，多在饭后血液循环好的时候使用，可以达到更好的吸收。也有人用于治疗男性及女性更年期。有报告证明，DHEA 对心血管疾病、中枢神经以及骨质密度都有一定的帮助；但肝脏功能不好，或者有卵巢肿瘤或乳癌的病人是不可以服用的。另外，DHEA 除了增加男性、女性荷尔蒙之外，还可以强化肌肉，所以运动员选手在比赛中多是禁用的。

维生素 B 群

维生素 B 群含有 8 种营养素：B_1(硫胺素)、B_2(核黄素)、B_3(烟酸)、B_5(泛酸)、B_6(吡哆醇)、B_7(生物素)、B_9(叶酸)、B_{12}(钴胺素)。每一种营养素都有特殊功用，主要和细胞能量代谢，以及神经系统的健康相关。在均衡的饮食下，维生素 B 群的摄取量基本上是足够的，但对于年纪较大、代谢不佳、酗酒、患有肠胃疾病等人群，

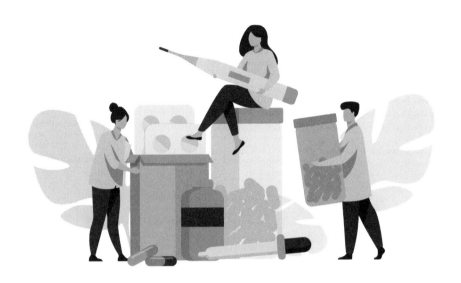

就需要额外补充。另外，由于备孕、怀孕、哺乳期间，对于代谢、热量和能量的需求更高，所以备孕者和怀孕的准妈妈，还有哺乳期的妈妈们，也是容易缺乏维生素 B 群的人。

维生素 B_1、B_2

维生素 B_1、B_2 的缺乏并不常见，因为很多食物例如牛奶、全谷类等都能补充；但是长期酗酒的人可能会缺乏维生素 B_1、B_2，表现为嘴角溃裂等症状。

> 富含维生素 B_1、B_2 的食物有全谷物类、肉类、奶类、豆类、绿色蔬菜等。

维生素 B_3

维生素 B_3 的作用是将食物转化为能量，对神经系统、消化系统还有皮肤的健康非常重要。维生素 B_3 在饮食不均衡的情况下比较容易缺乏，造成消化系统问题，例如恶心、腹绞痛等。若是很严重的缺乏则会造成神志上的混乱，最有名的就是糙皮症（pellagra），皮肤在太阳下会显得粗糙泛红，舌头呈现亮红色，还会呕吐、拉肚子或便秘，而且显得疲劳。精神状态则会产生幻觉，而且偏执，甚至有自杀倾向。

富含维生素 B_3 的食物包括肉类、鱼类、坚果类，还有全谷物、豆类等。

维生素 B_5

又叫泛酸，与人体的能量和代谢有关。很多食物中都含有维生素 B_5，所以只要维持均衡饮食，就不太容易缺乏维生素 B_5。

维生素 B_6

B_6 是人体内某些辅酶的组成部分，参与多种代谢反应，它能将食物转换成能量，还能帮助身体对抗感染，维持我们的免疫系统。维生素 B_6 的缺乏会造成贫血、口腔溃疡、情绪低下、免疫系统下降、皮肤炎等。另外，维生素 B_6 对宝宝的大脑发育也非常重要，因此建议怀孕妇女及哺乳期妈妈要补充维生素 B_6！

富含维生素 B_6 的食物包括肝脏、谷粒、肉、鱼、蛋、豆类、花生、马铃薯等根茎类蔬菜，以及除了柑橘类以外的水果。

维生素 B_7

维生素 B_7 和身体脂肪酸的代谢相关，可由肠道好的菌群制造，在食物中的含量较少。

维生素 B_9

B_9 其实就是叶酸，在很多天然的食物里都有。缺乏叶酸除了会产生巨幼细胞贫血（megaloblastic anemia）以及体弱、疲倦，注意力也常常无法集中，比较容易躁动，甚至发生头痛、心律加快、呼吸困难等症状。叶酸缺乏还会造成胎儿脑神经管发育缺损，因此我们建议备孕及怀孕的妇女要及时补充叶酸。（详见 70 页）

维生素 B_{12}

维生素 B_{12} 的缺乏会造成神经系统及循环系统的障碍，也会造成巨幼细胞贫血，还有失智、焦虑、忧虑等神经障碍。缺乏维生素 B_{12} 的人容易发生疲倦、胃口不良、体重下降、记忆力下降等症状。

含维生素 B_{12} 的食物包括肉类、奶类、蛋类、贝类，所以吃素的人可能需要多从牛奶和鸡蛋中摄取维生素 B_{12}。

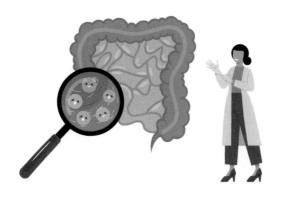

益生菌

老祖宗说病从口入,肠道除了帮身体吸收营养之外,也阻挡不健康的食物进入,所以维持好的肠道菌群可以减少疾病的发生。好的菌群能够保护肠道黏膜屏障,避免肠漏症的发生,也就避免了不健康的物质或毒素进入人体血液循环。若是肠道发生发炎反应造成肠漏症,那么身体的屏障就出现了缺口,不健康的物质就会进入我们的身体影响我们细胞的健康,甚至给我们的免疫系统造成问题,导致自体免疫疾病的发生。事实上,肠道的健康也可以避免胰岛素抵抗,也就是减少糖尿病的发生,很大程度地避免糖尿病导致的全身性发炎问题。多吃蔬菜水果和五谷杂粮能提供我们肠道好菌所需的营养物质及它的栖息之所,让我们的肠道菌群维持较好、较久的生命力。

我常常建议备孕或怀孕的妇女补充益生菌,晚餐多吃青菜,因为这样除了可以增加肠道的好菌,还能为它们提供良好的生存环境。因为肠道中的坏菌容易造成妇女尿道及阴道发炎,所以补充益生菌也可避免妇女尿道发炎,以及怀孕时阴道发炎所造成的胎膜早破,甚至引发早产。除此之外,还能降低脂肪堆积,达到塑身的效果。

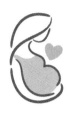 # 血糖与不孕的关系

血糖高不利于怀孕的课题渐渐引起关注，若孕前血糖控制不理想，怀孕后也容易导致胎儿发育异常，增加胎停和流产的风险。因此，越来越多的备孕女性开始重视自己的血糖问题，我也一直建议病人在怀孕前将血糖控制好，这样更有利于受孕，宝宝也更健康。

看到这里很多人会疑惑："为什么血糖高对怀孕的影响这么大呢？"这时我们要邀请一位重要的角色出场，它就是胰岛素，只要谈到血糖，必定会提到它。胰岛素的受体能用来控制血糖，也能用来制造雄激素。通常胰岛素效能好时，会与调控血糖的受体结合，我们的血糖就能被合理调控；但是当胰岛素效能不好、发生抵抗时，它和产生雄激素的受体结合的概率就增大了，让我们的身体产生较多的雄激素，而雄激素过高会怎么样呢？它会让卵子的品质变差，导致卵巢延迟选出优势卵泡，甚至无法选出优势卵泡。当每次的"选美大赛"都无疾而终，卵巢中也就积贮了许多小卵泡，进而引发多囊卵巢的问题。

胰岛素效能不好，就像是身体的秘书工作出了状况，原本它能将我们身体的血糖控制在一个稳定范围里，不太高也不过低。当这位秘书年轻时，它聪明又能干，轻轻松松就能把工作处理好；可是随着年岁渐长，这位能干的秘书慢慢变成老油条，工作上开始打混，还翘着二郎腿使劲提要求："老板啊，这么多工作我一个人做不完，我需要多一点帮手！"于是，你只好多给它请帮手，让胰脏分泌足够的胰岛素来帮它，但有一天当胰脏功能下降到无法分泌过多胰岛素来控制血糖时，就变成糖尿病了，因为请不起人来干活，公司自然就倒闭啰！而且帮手多了，你要付的薪水也多了，身体一边囤积体脂肪和内脏脂肪当作薪水，使得你越来越胖，这也是为何许

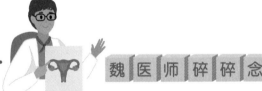

魏医师碎碎念

17 年前我的母亲得了糖尿病，我从那个时候开始关注病人的血糖问题。我严格监管母亲的饮食，直到有一天她在超市偷偷买了一个肉松面包，躲在角落里吃被我发现。我当时很生气，把肉松面包丢到垃圾桶里，但我母亲却流下了委屈的泪水。她说："年轻的时候我省吃俭用把钱都留给你们念书，但老了有钱了却什么东西都不可以吃！"看到母亲这样痛苦，我心里非常难过，才明白原来高血糖患者的痛苦很大程度上源自三个字：不能吃。从那时开始，我就学习炖老母鸡汤、炖燕窝、煮青菜，用健康高档的食材来代替那些她不能吃的食物。一段时间之后，我问母亲："你还想吃肉松面包吗？"她摇摇头说她已经爱上健康天然的饮食了。

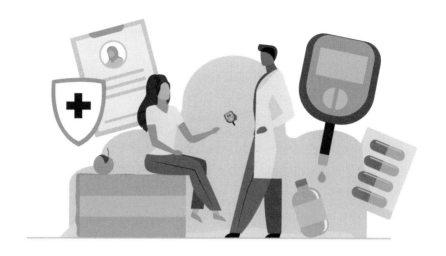

多不孕症患者，尤其是多囊卵巢综合征患者都有肥胖困扰的原因，有的甚至需要做肠胃绕道手术来减肥！在国内，多囊卵巢综合征患者分为两种：胖多囊和瘦多囊。胖多囊患者在怀孕前则被建议要先减肥。

　　所以归根究底，你必须训练你的胰岛素秘书，提高它的效能，让它聪明又有活力，其中最好的方法，就是锻炼肌肉！因为肌肉里含有许多胰岛素，每次运动时便会同时锻炼胰岛素，提高它的效能。此外，还应通过健康饮食控制血糖。2008 年，我在美国不孕症医学期刊上发表过一篇文章，文章说明华人妇女在备孕和怀孕时血糖管控应该比一般人更加严格，若餐前血糖大于 5.2mmol/L，餐后血糖大于 5.8mmol/L 时，较容易发生胎停或早产。所以，正在备孕或已经怀孕的准妈妈们，为了生出健康的宝宝，快点"吃好、睡好、运动好"，成为健康妈妈吧！

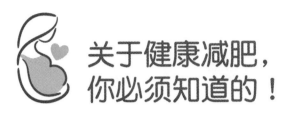

关于健康减肥，
你必须知道的！

很多人在减肥时，首先选择减少食量，用饿肚子的方式来进行；但是请注意，这并不是一个好方法！很多人认为肥胖跟吃多吃少有关系，其实并非如此。肥胖其实和身体代谢有关，如果你的身体代谢降低，就会增加脂肪堆积，而胰岛素抵抗正是降低代谢的头号杀手。那么，该怎么做呢？

① 不熬夜

说起胰岛素抵抗，就不得不提到一位重要"人物"——生长激素。现在很多人喜欢熬夜，认为自己就算凌晨 2 点睡觉，一觉睡到早晨 10 点，睡满 8 小时就可以，殊不知，这样会让你错过生长激素分泌的高峰。熬夜会让你的生长激素分泌下降，使胰岛素效能降低，自然增加脂肪堆积。这也是为何我们常看到值夜班的护士和 24 小时安保人员比较容易发胖的原因之一。

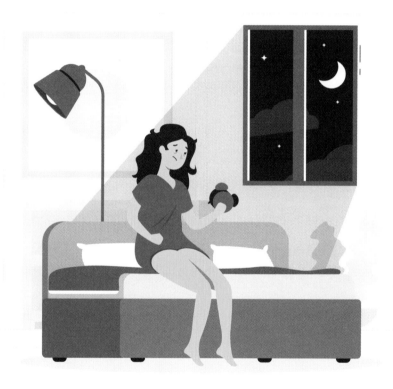

　　生长激素分泌的高峰出现在晚上 11 点至 12 点的深度睡眠状态下，错过了这个高峰的睡眠是补不回来的，所以熬夜后，即使睡足 8 小时甚至更多，醒来也依旧觉得疲乏，没有充满电的感觉。

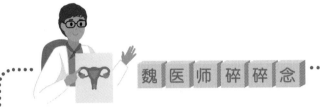

魏医师碎碎念

现在很多女性朋友追求身材,会尝试类似阿特金斯饮食(Atkins diet),也就是一种低碳水化合物、高蛋白质的饮食方式。其实,这种饮食方式对于年轻人,尤其是备孕女性是非常不好的。若把备孕女性比作汽车,那么碳水化合物就是汽油,车子不加油,能跑得动吗?这样的饮食方式会让身体代谢下降,是不利于健康备孕的。每当我儿子带他的女性朋友到家中吃饭时,我都会唠叨一些健康饮食概念,久而久之我儿子也会对她们说:"早、中餐要多吃一点,尤其是米饭,这样以后才可以健康好孕喔!"

那么生长激素和代谢又有什么关系呢?生长激素在孩童时期主要帮助我们生长发育,但在任何年龄层,我们都需要生长激素来帮助细胞完成修复。简言之,生长激素可以增进新陈代谢,若身体代谢不足,便会增加脂肪堆积,造成肥胖。

❷ 运动

我们知道大部分胰岛素储存在肌肉中,且肌肉是人体最大的代谢器官,所以增加肌肉量可以降低胰岛素抵抗、增进代谢。通过适当的有氧运动和无氧运动结合,便能达到这个目标。很多人一听到有氧运动首先想到跑步,跑步确实是一项不错的有氧运动,但它并不适合肥胖者。我更建议选择骑单车这项有氧运动,它不伤膝盖,还能增加你的血液循环和心肺功能,对于备孕者尤其有帮助。

无氧运动则建议一对一教练课程，且建议每次都要做上肢、下肢及核心，运动后及时补充蛋白粉，因为肌肉在锻炼后需要乳清蛋白修复，这样可以加快肌肉增长速度，增加肌肉量。此外，如果训练的强度较高，还可以在训练过程中补充支链氨基酸（BCAA），这样可以提高运动能力和延缓疲劳。

③ 健康饮食

很多人一有减肥的念头，首先想到的就是降低卡路里，这个观念是有偏差的。其实食物的品质也会影响胰岛素的效能，所以在饮食上不是一味减少，而是应该挑选食物，不去选择高升糖指数（高 GI 值）和影响胰岛素受体结合的食物（例如地沟油、反式脂肪等）造成胰岛素抵抗。

再来一定要有一个观念：胰岛素是日出而作、日落而息的。如同民间俗语所说："早上要吃得像皇帝，中午要吃得像大臣，晚上要吃得像乞丐！"所以早、中餐的主食热量要足够，因为这时我们需要更多动能，且一早就把胰岛素训练上来，能让我们精神百倍。晚上则要尽量减少主食，吃大量青菜及优质蛋白质。晚上吃大量蔬菜除了可增加饱腹感，蔬菜纤维还能帮助平衡血糖、降低胰岛素抵抗，更可以为肠道益生菌提供一个温暖的家，帮助你排出肠道毒素避免肠漏症。

燃脂食物

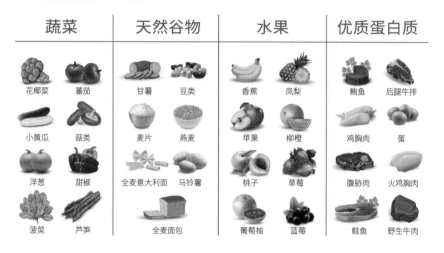

蔬菜	天然谷物	水果	优质蛋白质
花椰菜　蕃茄	甘薯　豆类	香蕉　凤梨	鲔鱼　后腿牛排
小黄瓜　菇类	麦片　燕麦	苹果　柳橙	鸡胸肉　蛋
洋葱　甜椒	全麦意大利面　马铃薯	桃子　草莓	腹胁肉　火鸡胸肉
菠菜　芦笋	全麦面包	葡萄柚　蓝莓	鲑鱼　野生牛肉

这一张"燃脂食物"图便能告诉大家，"吃进去的食物就是热量，会带来肥胖"的观念是有偏差的！吃图中这些食物反而能帮助你减少脂肪，因为很多蔬果类食物含有植物固醇、植化素和纤维，可以增加胰岛素敏感而减少脂肪堆积。

此外，挑选主食也有诀窍。粥、冷饭、热饭以及杂粮饭的水解速度及升糖指数是由高至低，我建议吃杂粮饭不妨加个鸿禧菇，做个热腾腾的日本菇饭，这样也可以吃得健康吃得瘦喔。

生酮饮食并不适合备孕的你喔！

任何一种减肥饮食方式都是为了增强胰岛素效能，减少脂肪堆积，增加细胞的营养吸收。前阵子非常流行的生酮饮食减重法，就是通过减少淀粉主食类的摄入，增加中链脂肪酸（MCT）的摄取，从而让身体细胞大量运用脂肪来燃烧热量，以达到减重的目的；但是这样的方式，不一定适用于备孕者，因为备孕需要较高的肌肉量和营养储存。在生酮饮食过程中，稍有不慎极有可能造成身体养分的缺失，不但燃烧了肌肉，更容易造成生殖器官养分不足，使卵子细胞凋亡、代谢下降，最终造成卵巢功能下降。

若你在备孕时想要减脂，不妨了解一下轻断食疗法（intermittent fasting diet），在三餐营养均衡的基础上搭配轻断食疗法，会让你事半功倍！那么什么是轻断食疗法呢？轻断食疗法就是一个饮食计划，一般是 8 小时的用餐时间加上 16 小时的断食时间。在 8 小时内尽量让三餐吃完，但不建议多餐，这样可以让胰岛素有较长时间处于休息状态。

不过由于备孕的准妈妈们对养分的需求量更高，所以长时间断食不利于备孕。我建议准妈妈们可以采用 12 小时的断食法，也就是晚餐早点吃，而且尽量选择低升糖指数的食物，例如大量蔬菜以及较容易消化的蛋白质。若晚上没有太多活动及运动，则可将碳水的量降到更低甚至零，让细胞在晚上有充足的养分来修复，而且胰岛素也能得到更充分的休息。增加了胰岛素效能后，也就减少了脂肪堆积的机会。

养卵的心理调适建议

临床心理师 钟昀蓁／提供

想要健康好孕，也要做好压力管理和情绪调适，才能省下力气，将能量留给身体作为适孕准备。以下提供大家一些减压建议。

减压第一步：观察身体 & 练习放松

试着观察自己忙碌、紧张、担心或生气时，身体有什么样的感觉。例如：呼吸速度与深浅、心跳的快慢，脖子、肩膀、眉头或身体其他部位肌肉的紧绷程度等，察觉自己"焦虑"的状态。

1 随时舒缓紧绷神经

当感觉到自己焦虑时，随时提醒自己放松，可以练习腹式呼吸或缓慢呼吸，并通过简单的伸展，让自己缓下来，随时为自己过度紧张的交感神经"踩刹车"，让副交感神经活化起来。

2 每天 30 分钟放松活动

给自己一段放松的时间，让心静下来休息，活化副交感神经，启动身心放松机制，例如，做放松训练、泡个热水澡、听轻松的音乐、祷告冥想、泡脚按摩、伸展瑜珈等都是好方法。

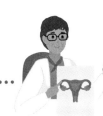

魏医师碎碎念

在治疗不孕的过程中，心态真的很重要！我有一位 39 岁的患者，她的餐前血糖 12mmol/L，餐后血糖＞18mmol/L，AMH0.9，唯一的优势就是她的胰岛素偏高，意味着她的胰脏还在工作。经过"吃好、睡好、运动好"4 个月后，她的餐后血糖竟然降到了 5.2mmol/L！后来她告诉我，她的心态就是尽力去做，不管结果怎样都乐观面对。就像年轻时，有一次她去金门玩，到了码头发现证件过期了，但想到驻港证件还可以用，于是就改去香港玩。永远乐观、积极，不带一丝遗憾，这样的心态也让她打败了不孕！

减压第二步：照顾负面情绪

① 自我慈悲

备孕过程中，反复失败的挫折会一再打击我们的自信，许多人甚至出现自责、愧疚的情绪。试着每天做"自我慈悲"的练习，想想如果相同的事情发生在我们家人或好友身上，我们是否会责怪对方？还是会宽待、安慰对方？练习对自己宽容、慈悲，照顾自己受伤脆弱的心，是对身体最好的良药。

② 减少心理负担

心理专家建议备孕者每天接收备孕讯息的时间不超过一小时。因为许多不孕患者过度在网络上搜寻相关讯息，甚至因遍寻不着失败原因而失去控制感，于是到处看医生，却越看越迷惘，越看越心慌。

③ 不压抑情绪

正视自己的情绪，用适当的方式宣泄、回应负面情绪，才不会让负面情绪堆积在内心，造成身心负担，运动、写日记、与人谈心都是很好的方法。你也可以通过以下自我提问，更深入地了解自己的情绪。

1	治疗不孕的医疗过程（如：打针、做手术）令你感到痛苦、难熬吗？
2	很担心治疗不孕的医疗措施会带来长期不良的影响？
3	你会因为不孕而感到自己不如他人吗？觉得自己没价值、很没用？
4	你会因为不孕觉得自责、愧对另一半吗？
5	是否因为备孕、治疗不孕影响睡眠，难以入眠？时常睡睡醒醒？
6	是否因备孕食欲不佳或暴饮暴食？
7	是否因为不孕明显郁郁寡欢？快乐不起来？且持续两周以上未改善？
8	是否因为不孕烦躁易怒、焦虑紧张，且持续两周以上未改善？
9	无法专注在工作或其他活动上、静不下来、无法专心？
10	因不孕而不想参加社交活动、回避参加亲友聚会？
11	对于曾经历过的胎停、流产、手术等相关事件，会无法控制地经常回想、做梦，感到难以释怀？
12	不孕已明显干扰你的生活，导致两周以上生活品质不好？

减压第三步：改变想法

想法是影响情绪的主要原因，过于负面、极端且缺乏弹性的想法，会导致我们处于负面情绪中。练习改变想法能帮助我们改善负面情绪，例如："我一定要成功"改成"我尽力就好"；"为什么我要这么辛苦地控制饮食、运动来备孕，别人就这么容易？"改成"这是一个了解身体状况、学习如何维持健康的好机会"。当想法更有弹性、对自己更公平的时候，就能避免陷入反复的负面情绪回圈中。经常观察自己面对事情时是否过于僵化、执着。尝试改变想法，情绪也会随之改变。

减压第四步：良好的睡眠

良好的睡眠有助于身心休息、补充能量、提高代谢功能，能让身体得到适当修复，是备孕的重要环节。许多人意识不到自己有压力调适的困难，却在睡眠上出现一些征兆，像是入睡困难、浅眠易醒、早醒、经常做噩梦等，这些显示可能有心理方面的困扰。若已有上述问题，且持续两周以上无法改善，建议寻求专业心理协助。

减压第五步：营造生活的温暖与感动

人与人之间的情感互动、暖心的经验，会让我们放松、心安；但许多不孕患者为了备孕而牺牲生活品质，也影响到与伴侣的亲密关系或性生活，使得夫妻关系变得紧绷，更不利于备孕。养卵备孕过程更要重视生活品质，适度表达爱、创造感动的记忆都是养心、养卵的好方法。

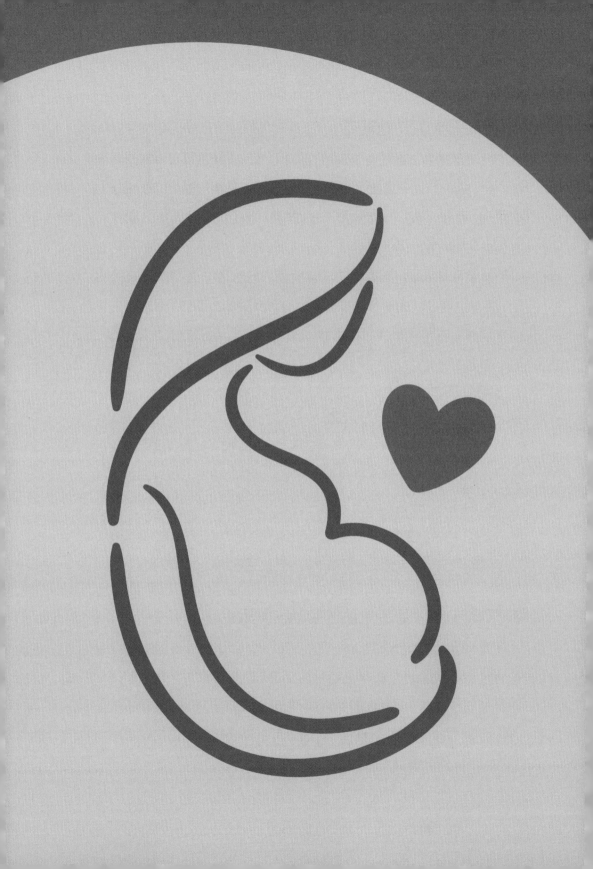

Part 3
养卵案例分享

饮食篇

你有多久没有好好吃饭了？

生活和工作的忙碌，让再普通不过的"好好吃饭"成为一件奢侈的事。外食和不健康食品俘虏了你的胃，也成为备孕路上看不见的敌人！现在，好好吃个饭吧，因为好好吃饭，就是正确的备孕习惯。

❶ 6 年的不孕让家庭关系出现危机，坚持健康饮食半年迎来一对双胞胎宝宝！

逢年过节，是每对不孕夫妇最难熬的时刻，因为最怕听见亲朋好友的关心问候。在此之前，我和老公已经度过了 5 年这样的时光，但很庆幸的是，今年我们总算迎来了一对双胞胎宝宝。

说起这段艰辛的备孕史，还要回到 6 年前。那时刚结婚的我们认为自己的身体很好，从没想过在生育这件事上会遇到障碍；但随着每个月的希望落空，我也渐渐有些压力，开始怀疑是不是因为自己的肥胖造成不孕，因为我有 90 公斤！于是我去找中医调理，并一边减肥，一看就是两年时间，虽然体重减轻了一些，但总觉得容易疲倦乏力，体能也很差。

　　此时我已经 38 岁，结婚已经 3 年多，同辈中的表弟表妹都相继结婚生子，公公婆婆给的压力越来越大。我和老公商量之后，毅然放弃中医，转到西医看不孕症，紧接着进行一大堆检查。结果把我和老公吓了一跳，原来不只我有一堆毛病，老公竟然也被检出精子活跃度不好！医生说我们自然怀孕的难度比较大，建议我们去做试管。一开始我们不甘心，还是先尝试了人工授精，但是老公的精子活跃度实在太低，因而导致失败，那时受到很大的打击，只好摸摸鼻子去做试管了。

　　当时本来想在台湾做试管，后来听说台安医院的魏医师竟然在厦门安宝医院当院长，于是赶紧和老公去挂了她的门诊。魏医师说现代人普遍缺乏运动，饮食和作息也不规律，导致卵子和精子的品质下降，让我们先不要急着做试管，先努力把代谢提升起来。之后我们还上了一节健康课程，了解了健康饮食和规律运动的重要性。

　　其实对于我们来说，健康饮食不成问题，因为我们平时就自己做饭，只要再注意营养搭配就行；但运动就真的是一个大挑战，因为我和老公平时没有运动的习惯，也不喜欢运动，所以刚开始的时候，每周两次骑单车课和一次重训课简直要了我们的命。坚持了一段时间之后，我发现我的精神状态变好了，体能也变好了，上班时也不会动不动就疲倦了。通过一次又一次的检查报告显示，我们的各项数值都有了稳定的提升，这样的改变让我和老公对怀孕这件事开始有了信心。

就这样坚持了 3 个月，感觉这是人生中过得最充实的一段日子，我终于在母亲节这天植入两颗胚胎，幸运的是都着床成功了，迎来了我们的双胞胎儿子。感谢这对宝宝的出生，缓解了家庭的压力，也给我们带来初为人父母的幸福和喜悦。我们也因此学到健康饮食和运动的重要性，我相信这样的观念可以终生受用！

② 胎停再战多年无果，一招让我自然怀孕！秘诀就是……

备孕的时候我是大龄孕妈，说起这条辛酸之路，满满都是泪。其实刚结婚时我就怀过一次，压根没想过自己会那么倒霉遇上胎停这种事。9 周多的时候医生说我胎停了，只好做流产，当时我整个人都傻了，真的不想再回忆。从那时开始就一直怀不上了，经期也变得很不规律。中医说我流产伤身导致肾气不足，吃中药调理一阵子后也没看见效果，看西医又要我减肥（因为本人有一点小胖），接着配合荷尔蒙调理月经，再做超声波测排卵同房，这么折腾了好几年，还是怀不上，而且吃荷尔蒙的时候月经虽然正常了，但一停药又乱了。

折腾来折腾去，最后跟老公商量去做试管。当时的医生一听说我胎停过，直接就开了很多单子让我去查染色体什么的，结果都没有问题，接着就让我做试管看看。那时我和老公的心放得比较宽，觉得都做试管了一定成功。结果那时取出来的卵子数量不少，可能用的却不多，配成的胚胎品质也不太好，反正最后做试管仍是失败了。说没有难过灰心肯定是骗人的，自己不知道在半夜偷偷哭过多少次，老公怕给我压力从来不当着我的面表现什么，但我知道他心里也难过，毕竟我们都不年轻了。

后来经人推荐来找魏医师，她听我说完后就叫我先不要急着做试管，先调理一下身体。她说我现在身体不好、卵子没营养，取出来也没用，试管成功率不高。我问：怎么调理身体？要吃什么药？魏医师就说不用吃药，要我在家好好吃饭。我听了有点疑惑，第一次听说不用吃药，只要好好吃饭就能把身体养好。

接着魏医师教我怎么吃，于是我回家就买了一只炖锅，还买了一袋糙米，天天吃肉吃菜搭配糙米饭，鸡鸭鱼换着炖。以前西医要我减肥的时候，我主食几乎都不碰了，但魏医师说：这样是不行的，不吃主食等于汽车没有加油，怎么跑得快呢？我觉得她说的挺有道理的。除了饮食之外，她还要我坚持运动，且不能每天都跑步，有氧运动一周只能做两次，做多了就把卵子的养分给消耗掉了，还要我练肌肉，把肌肉练起来才有养分。此外，还有早睡早起，这个就不多说了，我本身也没有熬夜的坏习惯。

就这样坚持了 3 个月，结果竟自然怀孕了，连试管都不用做，省钱不说还不用受罪，真的太开心了！不过高兴没多久，我又开始担心会不会胎停什么的，这可不是我想太多，经历过胎停的人都会留下阴影。这时魏医师又建议我继续保持缓和运动，不要停下来。说真的老人家的经验都是怀孕了为保胎，千万不要动，但是我很相信魏医师的话，于是继续运动下去，接着便一路过关斩将到今天，宝宝非常健康，各项检查都顺利通过！

③ 被免疫系统疾病折磨 10 年的我，自然怀孕了！

招指一算，备孕这条路我走了整整 10 年，比起其他人，我的状况算是比较特殊的。还记得 2008 年婚后不久我怀孕了，但因为工作压力太大导致流产，小月子也没做好，伤了身体不说，还不幸患上一种免疫系统疾病——结节性红斑。

为了治病，我几乎跑遍所在地所有知名的医院，无论中医西医都被我看过无数遍。也因为一直惦记着要生孩子这件事，所以每次都跟医生要求不要使用一些荷尔蒙类的药物来治疗结节性红斑，因此效果一直不怎么明显，反反复复不见好，使得我心情很烦躁，可以说很长一段时间都处在焦虑中。

尽管这病不见好，我心里仍一直想着要怀孕。经过一番纠结，我去了生殖医院看不孕科。那时的我与其说是去看不孕科，不如说是想得到医生的一句安慰，我希望从医生口中说出我是能生育的；可是没有想到那位医生听我讲完病情，又翻了翻我免疫系统方面的病历后，竟然对我说："你这样也想怀孕?!"这次看病经历给了我一个沉重的打击，从那以后，怀孕这件事就变成了一个可望不可

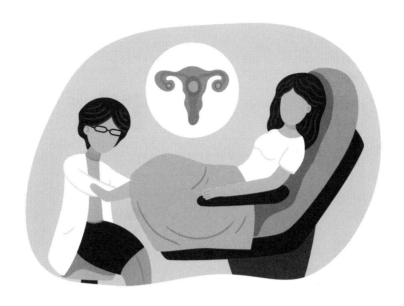

即的梦，以至于我很长一段时间几乎被心里的负能量压得喘不过气。我真的不明白为什么命运对我如此无情，我试图劝自己："算了吧……实在不行就放弃吧……真的太痛苦了。"只是，放弃对于我来说，比上述一切加在一起更令我难受。因为我是一个在传统家庭长大的孩子，传宗接代的概念在我心中根深蒂固，我一直认为一定要有一个属于自己的孩子，无论用什么方式，必须得有！

出现转机是在几年后，老公的一个朋友聊起魏医师；但有了上次看病的不愉快经历，我有些抗拒，害怕医生又对我宣判死刑。后来听说台湾来的医生，看病的过程比较舒适、态度也比较好，我才决定去的。当时挂的是魏医师的号，第一次看诊就让我耳目一新，我第一次发现看病其实不是看病，变成了聊天。魏医师很健谈，整个人超有活力，感觉全身都是正能量，她反复对我说一定能生，没问题的，还顺便把我的免疫疾病也看了。

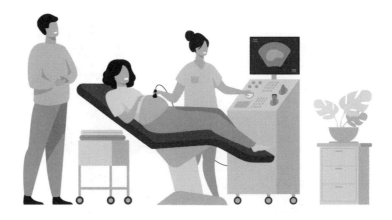

当时她要我停掉其他的药，去吃一种叫作辅酶 Q10 的营养补充食品，我当天就购买了开始吃。说实话，这个病看了这么多年，中药西药吃了无数，忽然之间不用再吃药而是只吃保健品，让我心理负担减轻了不少。我也听医师的话，开始注意饮食，也开始运动，我发现运动完后觉得心情无比轻松，久而久之竟然爱上了运动，体质变好了很多。我也喜欢上每次复诊时和魏医师聊天的感觉，这种改变让我的心态渐渐变得乐观。

现在回想起来，我觉得内因影响了我的外因，当我的心态开始变好，加上吃辅酶 Q10，我那久久不见好转的免疫疾病竟然在一年之后好了八九成，起码皮肤表面的东西都消退下去了，当时真的好开心，也更坚定了心中的想法，一定要继续好好努力。没想到惊喜很快就到来，我自然怀孕了！回首过去这条 10 年备孕之路，我走得太辛酸了，庆幸最后还是有了一个完美的结尾。

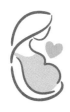

运动篇

你有多久没有好好运动了？

若想健康备孕，懒得动可不行喔！因为运动这件事真的很重要。它能提升你的新陈代谢，增加血液循环，照顾好血糖和胰岛素，给胚胎宝宝提供养分。所以好好运动，就是良好的备孕状态。

1 我庆幸做了正确的选择，一次就成功地迎来了我的宝宝！

我是 2014 年 1 月开始备孕的，一直不太顺利，到了 2016 年基本上已经把厦门各大医院都走遍了，从激素 6 项检查到卵泡监测，再到输卵管检查，都没问题，但就是怀不上。一直到了 2016 年 4 月，才终于下定决心到生殖医院去做人工生殖。当时选了一家在我们这里很有名气的医院，做了两次人工授精都没有成功。

直到同事介绍我来看魏医师的诊，她摸了一下我的手后对我说："你的手心这么温热，肯定是能生的，不要担心啦！"说实话，我当时非常感动，因为一路备孕走来，面临各种否定与自我质疑，真的快绝望了；但魏医师的话却给了我莫大的鼓励。

她本来建议我回去自己备孕半年，或者再做一次人工授精试试。当时我的心理压力已经很大了，感觉难以再承受这种煎熬，于是坚持表示我想做试管，沟通后魏医师同意了，但她要我积极调理饮食与运动。

　　在这里我想告诉大家，运动真的、真的、真的很有用！（很重要，所以说 3 次）我个人偏瘦，肌肉量不足，血糖也偏高，但运动半年后血糖恢复了，肌肉量也上去了，这才开始进入试管打排卵针的周期，没想到我的试管一次就成功了，生下了我的女儿。我觉得这很大一部分来自魏医师的专业，她对病人的身体状况掌控很到位，在试管前先调理身体，让你达到最佳状态后增加试管成功率，这对于病人来说是非常负责任的做法，否则一次次不成功，多花钱不说，还白白受罪。

❷ 无精症的我们健康调养后，做了试管一次就成功！

　　记得那是 2018 年元旦前一天晚上，老公把检查报告拿给我看，我看着上面写着"无精症"真是晴天霹雳，难怪我们自然备孕了一年都没有怀孕。我哭了一夜，真的从没想过会遇到这种事情，家人鼓励我们做试管看看。

　　第一次看魏医师的诊，她给了我很多鼓励，消除了不少恐惧。其实我的身体没有什么大问题，但为了能生出健康的宝宝，我还是非常遵守魏医师说的"吃好、睡好、运动好"。在饮食上，我开始选择吃好的蛋白质（鱼、虾、牛肉、鸡肉）以及少油少糖。平时不爱运动的我也开始运动，虽然常常一边踩着单车一边流眼泪，运动完后累得什么都吃不下，不过还是坚持着。老公也和我一起调理身体，一起运动。慢慢地我发现运动之后精神状态变好了，尤其是重训之后整个人都结实了起来，虽然体重增加不少，但看上去竟然比以前瘦，整个人就是一个非常健康的状态。奇妙的是之后做试管真的一次成功，非常感谢魏医师与医院团队做我们强大的后盾！

③ 好心态与坚持运动带来好运气，一次取卵 40 颗！

过去因为输卵管积脓做过手术，医生当时就跟我说手术后可能会影响生育，但我没放心上。后来结婚几年一直没怀孕，我心想大不了就去做试管嘛。因为我这个人心比较大，而且在我决定做一件事后，就不会想太多，只要勇往直前就好。也许是因为我的心态好，好运自然就来了，我进入促排周期后，一共取了 40 颗卵，最后移植 2 颗，一次就成功了！

　　若要分享我的成功经验，我想说的就是顺其自然，好好听医生的话，不要想太多，然后坚持运动。我觉得运动特别重要，因为有运动和没运动体质差很多。我以前体质也属于不好的，但是坚持运动后体质改善了，特别是孕中后期，我怀着双胞胎，还能自己洗澡，独立做很多事，生的时候也比较顺利。这些都得益于坚持运动。

❹ 两次取卵大出血让我身心遭受重创，幸好最终遇见魏医师，助我闯关成功！

常听人形容，生孩子是到鬼门关前走一遭；但对于我而言，在还没生的时候，就已经在鬼门关前走过两遭了。我从 26 岁结婚就计划要生孩子，前前后后四五年，先是自然怀孕未果，然后跑遍了大小医院，尝试过各种民间偏方都不行……最后做子宫内视镜检查手术，查出是子宫内膜异位症跟输卵管粘连，导致不能自然怀孕，于是才决定去做试管。前前后后，仅仅一个取卵就让我昏天暗地，忙了半天一切回到原点，等待我的还是那两条路：要么再努力一次，要么就从此放弃。但对于我来说，放弃是不可能的，不过要再尝试一次又谈何容易？两次取卵大出血让我生理心理都蒙上了严重的阴影。

后来听朋友推荐魏晓瑞医师，她没有让我立刻做试管，而是先从饮食、运动做起。我觉得饮食和锻炼真的非常有帮助，而且在这过程中居然让我爱上运动，尤其是骑完单车后全身汗流浃背，身心得到解放，非常疗愈！想当初开始重训时，肢体完全不协调，连基本的平衡都有困难，但是经由每周一次的训练，慢慢地我也能像举重选手那样举起哑铃，我为自己感到自豪，也对自己更有信心，这些也提高了我的卵子品质。我取卵的时候取出 9 个卵子，养出 6 个囊胚，这对于我来说是非常好的成绩，而且取卵没有大出血，衷心感谢魏医师的调养建议！

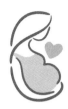 # 睡眠篇

你有多久没有睡个好觉了？

夜深人静时，全世界都睡着了，只剩下你独自醒着，翻来覆去难以入眠。失眠时总是格外脆弱，过往的辛酸、未来的仿徨、内心的担忧、委屈、害怕一波波袭来……又是一个无法安睡的夜晚。其实，你可以释放备孕压力，重新拥有一个好的睡眠。让我们来认真对待睡觉这件事吧，因为好好睡觉，就是聪明的备孕妙招。

❶ 经常熬夜，26 岁的我被诊断：当妈的概率为零！然而奇迹发生了……

我从读大学开始就经常熬夜，加上饮食随意、从来不运动，日积月累使身体慢慢透支。直到结婚的第二年，我和老公准备想生宝宝的时候，竟然得到一个晴天霹雳般的消息：医生告诉我，我的卵巢早衰，FSH 值 100 多，相当于绝经女性的数值。我被这个噩耗吓坏了！

我在很短的时间内去了好几家医院，得到的结论都一样：我不可能生小孩，除非奇迹发生。还记得那段时间是我人生中最难熬的阶段，我陷入了严重的失眠和悲伤状态。直到 2014 年 8 月我找到

魏医师，她说我的卵巢情况和代谢水准确实不好，但她并没有就此给我判"死刑"，而是建议我调整作息、关注饮食和运动，或许身体状况会有好转，奇迹会发生。

于是，遵循医师的饮食和运动指导，我开始了我的奇迹之旅。我发现魏医师非常注重备孕者的饮食和运动，她认为不孕是一种代谢病，这是我在其他医院从未听说过的。魏医师说："优质的卵子是养出来的，治疗不孕症的关键是充足运动及摄取足够营养。"每次复诊魏医师都会拿出一张表格，让我填写最近 3 天的运动和饮食情况，逐次给予详细的分析和指导，这对于我来说非常有帮助。

关于睡眠：我认真地按照医师的指导，改变了晚睡的习惯，晚上 10 点上床入睡，早晨大约 6 点半起床。调整睡眠后，我明显感觉白天精力充沛，特别是中午我还会给自己半个小时左右的午睡时间，感觉脸色慢慢红润了起来。

关于饮食：我做的第一件事就是跟外食说再见。早餐自己做五谷杂粮粥＋水煮蛋＋水果，或晚上炖好鱼汤和大骨汤，早晨用汤煮荞麦面吃，既营养又美味。午餐则在公司的员工餐厅挑选清淡油少的菜，遇到油较多的时候，先在清水里涮过后再吃。晚餐一周吃 3 次鱼虾、3 次牛肉和一次猪肉。素菜则用 3~5 种蔬菜搭配炒成一盘菜，例如用香芹、山药、百合、彩椒切片炒在一起，既营养又赏心悦目。

关于运动：运动后体质的改变是最明显的。我每周都会骑单车，做重量训练、核心肌群训练、瑜伽。

好消息来了，2014年圣诞节前夕，因为连续一周出现呕吐反应，我到医院做抽血验孕，检查结果不仅怀孕了，而且宝宝已经13周，喜从天降！2015年我家小公主顺利出生，非常健康。我除了感谢医护人员，还要感谢我的家人。老公一直不离不弃地陪伴我，公公、婆婆一直理解我，我想这是最终能闯过难关的强大后盾吧。

② 谁说年纪越大越难怀孕？养卵让我38岁喜得第一胎，40岁自然怀孕得第二胎！

常听人说女人年纪越大越难怀孕，过去身为高龄备孕者，我也这样想过；但如今我40出头，已是两个宝宝的妈妈了！回顾这段漫长的奋斗史，我的感触实在是太多，走的弯路也太多了……

我结婚比较晚，加上工作也比较忙，所以生孩子的事就被耽搁了。直到2008年做完子宫肌瘤手术后，我才意识到自己已经33岁，怀孕的事不能再拖了，果断决定辞职备孕。接着中西医折腾了一阵子，什么吃中药、抽血检查、监测排卵、算日子同房、吃荷尔蒙……反正医生怎么吩咐我们就怎么做，每个月满怀希望，但"开奖"时永远都是失望。我的压力越来越大，有时晚上愁得都睡不着觉，精神状况很差，后来我和老公这才决定走上试管这条路。

医生说我的卵子品质不太好，我以为可能是年龄大了，卵子品质自然就比较差。在这过程中，泪水不知流了多少，我想不通只不过想要一个孩子，拥有一个完整的家庭，为什么就这么难?!直到后来找到魏医师，她听完我叙述试管失败的经历后，告诉我失败的原因应该是卵子品质太差，同时她也告诉我一个新的理念，叫作养卵。这时我以为医师又要让我买什么很贵的药了；但万万没想到的是，医生提到的养卵压根儿就跟吃药没有半点关系，所谓的养卵是从饮食、运动、作息和心态上去调整，让卵子获取养分进而发育良好。

于是我开始按照医生的嘱咐，在家附近办了一张健身卡，再找了个私人教练，每周骑两次单车再加两次重训。就这么坚持了两个月后，我觉得身体有了一些微妙的变化。虽然天天都是肉、菜、饭、水果吃得饱饱的，但因为坚持锻炼，我一点都没有变胖，而且每天早晨醒来都有一种睡饱了的满足感觉，不再像过去昏昏沉沉的。最让我欣喜的是，连慢性支气管炎都有了一些改善！等我再次回诊的时候，医师看了我的抽血报告夸我大有进步；于是我又继续努力了一段时间，到了取卵的时候取出的卵子品质都不错，配成的囊胚也很好，这使我心中充满安全感，觉得自己的努力没有白费。非常感谢魏医师，如果没有她的鼓舞和开导，也许那时就真的放弃了。

故事说到这里还没有结束，因为我一直还想生第二胎，还冻了一颗胚胎在医院。又过了两年，我开始重新养卵、健身，准备再次移植；但谁也想不到，奇迹会在这个时候降临在我身上，锻炼一段时间后，40多岁的我竟然自然怀孕！如今的我一儿一女凑成一个好字，人生可以说阶段性圆满了。我想告诉许许多多还在怀孕这条路上奋斗的高龄姐妹们，年龄真的不是问题，只要你愿意相信并且付出努力，下一个好孕的就是你。

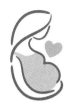

心理篇

你有多久没有释放压力了？

在备孕的重负中挣扎喘息，身体和心灵都在遭受着一次又一次的磨难。你也许很困扰，孕育生命这个自然的过程，怎么会成为生命中最大的难题呢？现在让我们来照顾你的心，先学会开心起来。你知道吗？好的心态，就是珍贵的备孕礼物。

1 一颗卵子、一个囊胚、一次成功！

怀拥传统思想长大的我，一直因为不孕备感压力，到了 35 岁都还没怀孕，我真的坐不住了，拉了老公去医院检查，结果是我卵巢早衰、子宫内膜薄，而且老公的精子碎片率不合格，很难自然怀孕，可想而知当时我们的心情有多焦急。医生要我们赶快去做试管，匆忙之下在那个生殖医院做了第一次试管，结果没成功。那时我一下子就崩溃了，晚上睡不着觉，白天也吃不下饭，整天都陷在"完了，连试管都失败"的情绪里。那时多亏家人的支持，告诉我实在不行就领养一个，这才慢慢收拾心情走了出来。

后来在机缘巧合下，之前一起做试管的病友跟我推荐了魏医师担任院长的安宝医院。头一次看诊时魏医师为我做超声波，发现我的卵巢里只有几颗卵子，当时魏医师讲了一套养卵的理念，说要调整现在的饮食和作息，还要配合运动。说实话我是第一次听到这种理论，以前在其他医院都没听过，当时我一下子就觉得像是推开了一扇新的窗户，发现了新世界一样。

魏医师说心态很重要，她同时推荐我去看一下心理医生。我以前从来没看过心理医生，安宝医院的心理医生是个很漂亮的台湾心理师，很有亲和力，也很会引导人。第一次上课时我哭得稀里哗啦，把我这些年求子之路上的痛苦、纠结、伤心、难过全倒了出来，心里瞬间轻松了不少，感觉太棒了。上了几节心理课之后，我的心态开始慢慢调整，不再像以前那样时刻处在焦虑中。而且我也配合医生说的养卵方法，吃得营养，好好睡觉（上了心理课之后睡得特别香），然后坚持每周运动 3 次。

之后又到了打排卵针的时间，我因为卵巢早衰的关系，卵子比较少，只取出来一个；但是因为养卵养得好，我一个卵子就配成了囊胚，再就是打 GnRHa 长效停经针移植。移植后其实还是有点担心，直到第十天去抽血，竟然成功啦!想分享给还在奋斗的姐妹们，压力越小，担心越少，学会释放情绪，就越能成功。

② 接受了心理辅导，本来要做"试管"的我却自然怀孕了！

我是在读博士班那一年结婚的，婚后自然备孕了一年没有怀上。一开始我以为会不会是身体出了问题，毕竟现在不孕的问题那么常见，于是就到医院做检查。一系列检查下来，医生都说大致上没问题，但是我有一侧输卵管稍微弯了一些，可能不是那么通畅，但也不至于到怀不上的地步。后来我开始监测排卵，尝试了几个月还是没怀上，接着又做了一次人工授精，同样失败。

当时我非常心急和焦虑，直接提出要做试管，但是被医生拒绝了，说我必须再做两次人工授精才能做试管。当时也不知道怎么的，我心里就是很抗拒再继续做人工授精，直接决定换一家医院试试。后来经过朋友介绍，我找到了魏医师。

魏医师很有亲和力，无形之中让我的压力稍有缓解。魏医师认为我的心态处在一个非常焦虑的状态，建议我去做一次心理咨询，她说有时候不健康的心态也会直接影响怀孕。抱着试一试的心态，我预约了心理课。坦白说这是我第一次看心理医生，心里多少还是有点别扭，总觉得怪怪的，没想到开始谈话几分钟之后，我就彻底抛开了这个想法，完全沉浸其中。心理老师很有技巧，一开始就觉察出我的状况，引导我打开话匣子。当话匣子一开，就如滔滔江水绵延不绝，整堂课都是我一个人在 bala bala 不停地说，到后来我的眼泪再也控制不住夺眶而出，就像终于找到一个出口，将这一路来的伤心、痛苦、委屈、失望一股脑儿全倾倒了出来……哭完以后，我自己都觉得有点不好意思，但是心里却异常舒服，就像把满是灰尘且满目疮痍的旧房子彻底打扫了一遍，让它重新光亮起来。那一晚也是长时间以来，我睡得最为踏实的一晚。

从那天以后，我爱上心理课了，开始期盼每周与心理师预约的时间。在她不断的引导和帮助下，我竟然挖出了内心深处的一个巨大恐惧！原来在我潜意识里，竟然一直害怕生出一个不健康的孩子。这要追溯到我大学做义工时，曾接触过很多不健康的孩子，并体会过他们家庭的痛苦、无奈与挣扎，当时在我心里留下了很深的阴影。

随着一次次心理课的不断深挖，我第一次完整地窥探我的内心世界，找出那些过往岁月中深埋心中的阴影，包含来自原生家庭的经历、与父母的关系，以及一路成长走过的辛酸，这些都是我抗拒、不愿面对、隐藏在心中的痛苦秘密。我记得有本书上写过一个比喻：我们的内心世界就像一座城堡，里面装着快乐也装着痛苦，有爱与恨、美与丑、勇敢与怯懦……当我们刻意将不愿面对的房间锁起来，它就会深藏在阴影中，成为埋起来的创伤。心理师告诉我，想要跨过这个门槛，首先要做的第一步就是正视它们。

在她的帮助之下，我开始调整心态，积极地面对这些过去，学着释怀，学着放下。当我不再焦虑恐惧之后，竟自然怀孕，生下了一个健康宝宝。如果在此之前，有人告诉我其实是因为心理问题导致不孕，我一定不会相信；但在我亲身验证之后，我想告诉大家良好的心态对于备孕有多么重要，也许你和宝宝之间，就隔着一扇心理咨询室的大门喔！

❸ 什么?! 太认真反而会影响着床概率?

38 岁的小湘是个对自己要求很高的女性，每天总是把自己打扮得很漂亮，大眼睛配上她熟练的化妆技巧，更是显得精神焕发。工作上一丝不苟的她，负责专案总能做到 100 分，待人处事也能善解人意，如此美丽的她拥有好人缘，一路走来顺遂如意。

结婚之后，小湘一样做好万全准备，在她觉得事业稳定、婚姻也幸福的前提下决定开始备孕，她想象着自己和先生爱的结晶可爱的模样，想要把自己学到的一切都传承给孩子，若是男孩她要让先生教他说英文，自己教他阅读；若是女孩则要帮她打扮得像小公主，教她弹琴，小湘无比期待当妈妈的日子。

然而，一个月一个月的期待落空，小湘开始担心为何这个梦想还不实现。从一开始到医院检查，做了一些小手术、人工授精，加上各种中医调理、偏方、好孕棉，甚至连算命都用上了，依旧没有怀上，最后她决定做试管，心里想着这是最后一个机会了，应该会成。经过一连串的流程，小湘很幸运地有了 5 个胚胎，她想着万事俱备，只欠移植了，兴奋地开始搜集孩子的用品、衣物，布置孩子可爱的房间，到了移植前一晚甚至兴奋得难以入眠，走了这么久的弯路终于到了终点。移植后她小心翼翼地保护自己，走路刻意放轻、放慢，还特地请假在家，听大家说怀孕能躺就躺、能睡就睡，只怕一个不小心伤到肚子里的胚胎，那可是她得来不易的宝宝呢。

没想到老天爷开了一个玩笑，小湘第一次的移植失败了，没有着床。她鼓起勇气告诉自己这只是一个意外，准备移植第二次，没想到又失败了，她逐渐开始失望。医生告诉小湘，她的子宫内膜太薄影响着床，于是她拼命上网查询、咨询各种专家、询问有经验的朋友，只要听到对着床好、对增长内膜有帮助的，都一一尝试，每次回诊追踪内膜厚度时都忐忑不安。她的生活似乎绕着内膜厚度转，吃什么东西都想着这对内膜有没有影响，睡不好也担心影响内膜，纠结着内膜厚度的数值，生怕内膜不够厚永远都无法成功着床怀孕。她甚至想到万一没有孩子，年老时孤苦无依要在养老院过下去……

一次偶然的机会，小湘看到了"备孕减压讲座"，了解了心理压力对荷尔蒙的影响，于是报名参加减压团体课，通过课程认识压力与备孕的关系，学习放松技巧，觉察负面的想法如何导致焦虑不安，而这些焦虑也会通过神经内分泌的机制干扰荷尔蒙的作用，最后影响内膜生成。

她跟着心理师每天做放松训练，观察自己的想法并进行调整，重新寻找增进生活品质的方法，不再过度纠结于内膜。她也开始"拈

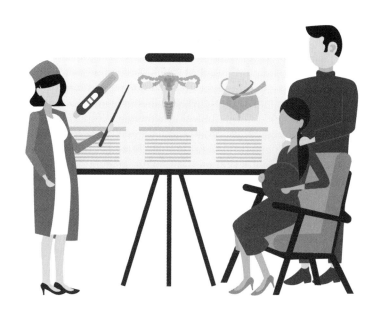

花惹草"投入园艺的世界，看着种子发芽、成长、开花的过程，每天期待着它的变化，转移了自己对备孕过度的关注，心也比较平静了。

　　没想到这么做一个多月再回诊检查，医生居然说她的内膜有增厚，可以准备再次移植了，而这次，小湘移植着床成功了！在孕期过程中怀着甜蜜期待又忐忑不安的心情，小湘也不忘持续依循心理减压课的方法，用心照顾自己，终于生下了家里的新成员。

　　在这个备孕的旅程里，小湘获得了宝贵的人生经验，原来"认真"要恰到好处，认真过头反而伤身，得不偿失。把自己过好、过得安心是最重要也是健康的方式，更是备孕的不二法门。

NEWSTART

"新起点"健康原则

给您吃好、睡好、运动好、保持好心态的秘密武器！

健康不是偶然的，而是要通过遵循规律及良好的生活习惯来建立。换句话说，疾病也不是偶然的，它往往是通过不当饮食和不正常的生活作息一点一滴累积而成。"NEWSTART Lifestyle 新起点健康生活型态"正是一套能够打造全方位健康生活的实践良方，它由7个健康原则所组成：均衡营养（Nutrition）、持久运动（Exercise）、充足水分（Water）、适度阳光（Sunlight）、节制生活（Temperance）、清新空气（Air）、身心休息（Rest）。

遵循新起点 长寿又健康

2005 年《国家地理》杂志一篇专文探讨全球最长寿的三大族群，其中之一就是位于美国加利福尼亚州罗马琳达市的一群基督教复临教会信徒，其生活型态及饮食习惯即符合新起点 7 大原则，证实了通过上述 7 项身心灵合一的生活方式，能使人远离疾病，保持身心清爽。而此项新起点生活方式课程也随着教会医院体系，在日本、韩国、中国台湾等国家和地区展开，台安医院也是其中之一。

原则一：均衡营养

NEWSTART 着重"四无一高"的饮食原则：无提炼油、无蛋、无精制糖、无奶、高纤维。强调应选用原型食物，避免精致加工食品、高温油炸料理，不过度依赖浓缩保健食品。

患有慢性心血管疾病的人，应避免食用红肉、动物内脏及精致提炼油脂，以免胆固醇加速堆积，成为脑血管、心脏运作的隐形杀手。

而镁、钾元素可以保护心肌细胞，防止动脉硬化，建议从黄豆、红豆、荞麦、海带、菠菜、香蕉、苹果中多摄取此元素。根据哈佛大学研究显示，每天增加 5 克的纤维摄取量，得冠状动脉性心脏病的概率就会下降 37%！因为高纤食物通常脂肪、热量都很低，完全符合预防心血管疾病的饮食标准。

 原则二：持续运动

现代人因工作繁忙，如果要选择每天最重要的 10 件事情，第一个被排除的可能就是运动。适度运动是保护心脏的护身符，有效运动会使大脑分泌一种内啡肽的物质，使人心情愉悦，放松肌肉紧绷感。运动前应先与运动教练、医师讨论，选择适合自己体能的运动。在每次运动前，务必做好热身，并采取循序渐进的方式进行。

原则三：充足水分

人体有 60%~70% 的水分，氧气、养分、矿物质以及各种特殊蛋白质和废物都要靠水来运送，所以喝水不单是为了解渴，更是要排毒、活化细胞组织。一般人每日所需摄水量约为 2000 毫升，但仍要视生活作息有所增加。特别是现代人一旦饮用含咖啡因或酒精类刺激性饮料时，更应补充一杯白开水，因为含咖啡因的饮料属于利尿剂的一种，会加速体内水分排出。

在减重过程中，水亦扮演关键要素，因为燃烧脂肪需要水分，缺水将使脂肪燃烧过程减慢。适时适量饮水是保持健康的重要方式，但短时间大量灌水反而会使身体无法吸收，多余水分会变成尿液排出体外，并造成肾脏负担，严重的甚至导致水中毒。正确的补充水分的方法是少量多次，小口饮用。

年长者因为担心夜晚频尿，晚饭后常常不喝水，这样反而会增加半夜心肌梗死及尿路结石的风险。建议年长者养成固定喝水的习惯，晨起、餐前、睡前一小时适当补充白开水。心脏及肾脏疾病患者，则需请教医师每天适合的饮水量。

 原则四：适度阳光

有人说，阳光是上帝赐给人类最天然的礼物！研究显示，亚热带地区每日上午 10 点前或下午 4 点后照射阳光 15 分钟，可以得到充足的维生素 D，能够帮助人体吸收钙质，进而预防骨质疏松及儿童近视，并让身体产生抑制癌细胞的抗体。

适度曝晒于阳光下，可通过阳光中的紫外线达到消毒杀菌的功能，亦可帮助忧郁症和失智症患者，甚至食欲不振的症状也可获得改善。当少量的紫外线进入人体后，会释放出活性物质组织胺，增加血管扩张，增强血管通透性，保护并帮助高血压患者稳定数值。

 原则五：节制生活

因工作和压力因素，抽烟、喝酒、熬夜已成为上班族纾解忙碌生活的理由，任何会成瘾的事物都是我们当警醒的，即使是时下生活不可或缺的互联网，使用上都需要节制，不然其所造成的危害不仅影响身心健康，更损害人际关系。

节制生活需靠个人意志力及群体力量教育，例如有些人只偏好固定的食物，导致营养偏差、疾病丛生，却没有法律能规范个人的生活习惯。不过《圣经》也提到："温柔、节制，这样的事没有律法禁止。"只要养成节制的生活态度，人便能享受真自由。

 原则六：清新空气

清新空气是人类维持生命品质的重要元素。世界卫生组织更将空气污染列为影响全球死亡人口的主要风险因素之一。研究人员发现，空气中的悬浮微粒每增加10微克，因严重心脏问题（心脏病或急性冠状动脉综合征）而住院的人数就增加3％！空气污染相当严重的印度加德满都，心肺疾病患者亦远高于世界其他地区。

许多人睡觉时因隐私问题或怕冷，往往紧闭门窗导致空气不流通，长期下来会导致呼吸道问题。上班族长期在密闭的空调环境下工作，若再加上工作压力以及事务机器排放的粉尘废气，普遍出现慢性缺氧的现象，最大的表征就是易感疲劳、肩颈酸痛、偏头痛等，这些现象都会让人误以为是其他病症而胡乱服药。

建议上班族假日尽量往郊外活动，吸收足够的植物精气，它具有安眠、抗焦虑、镇痛效果，对人体中枢神经及呼吸系统有很大的帮助，血液中的免疫球蛋白也会增加，远胜过在室内装置空气清净机或芳香剂。

 ## 原则七：身心休息

有句广告词说："别让今天的疲劳成为明天的负担。"真是现代人劳心劳力的警语！休息不够导致的疾病，已经成为近年许多人猝死的主因。睡眠主要的功能就是修复身体在白天消耗的疲劳，同时刺激细胞活化增强免疫力。所以经常睡不够或睡不好的人，特别容易感冒或引发口角炎及其他疾病。根据统计，死亡率最低的睡眠时间为 7 小时。

台湾睡眠医学会于 2015 年调查发现，台湾每 5 人就有一人有失眠困扰，且年龄越大，失眠比例越高。长期失眠对于心血管疾病患者（尤其年长患者）来说是致命杀手，不仅导致疲倦感加重，还容易出现易怒、沮丧等情绪，更会让血压难以控制，使心血管疾病更加严重。

建议平常应避免饮用含咖啡因的刺激性饮料及午睡习惯，同时在晚上洗完澡后、睡前两小时做简单的伸展运动，或100下前后摆手运动。若长期未改善，则需就医寻求帮助。

遵循上述新起点七大原则，健康活到老并不稀奇，可帮助你重新做身体的主人！

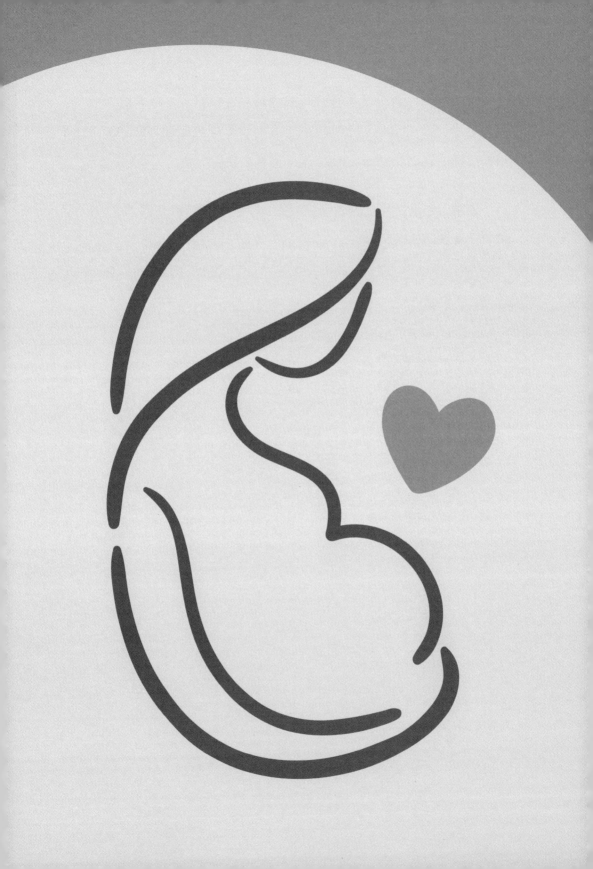

Part 4

"好孕" Q&A

不孕篇

养卵备孕篇

孕期篇

魏医师个人微博问答集

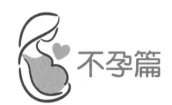 **不孕篇**

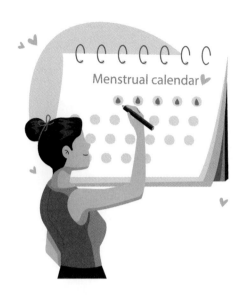

Q 何时是最佳的生育年龄?

A 现代人忙碌又晚婚,等意识到要生小孩时已经三四十岁。事实上高龄产妇难产的概率比年轻产妇高,生出畸形儿的概率也显著增多,这对产妇与婴儿都十分不利。而唐氏综合征这种染色体异常所造成的病症,也常与母亲年龄过大(超过 35 岁)有关。这种病在 29 岁以下的妇女所生的婴儿中较少,30~34 岁妇女所生的就增加到 1/700,35~39 岁所生的则高达 1/300。法国遗传学家提出最佳生育年龄为女性 23~30 岁,男性 30~35 岁,因此年轻男女一定要把握最佳的生育年龄。

Q 怎么从月经状况判断自己是否怀孕?

A ❶ 月经周期规律,一般在 24~28 天,不超过 32 天;

❷ 月经量正常,大约在 5~7 天;

❸ 月经周期第 9~12 天,开始出现拉丝白带。

Q 什么原因引起女性不孕？

A

① 输卵管阻塞，精子和卵子无法在输卵管相遇；

② 子宫内膜异位症、巧克力囊肿，还有子宫腺肌病，对输卵管功能造成不良影响。巧克力囊肿会破坏卵巢，造成卵巢功能下降。子宫腺肌病会造成子宫血循环不足，影响着床；

③ 多囊卵巢综合征，因为胰岛素抵抗造成雄激素较高而不排卵；

④ 宫寒，由于现在生活形态不好，久坐缺乏运动造成心肺功能不良、熬夜、吃垃圾食品，当身体摄入养分不足使得代谢较差（胰岛素不敏感），排卵时间延后，卵子品质较差，胚胎的染色体也容易异常，造成着床失败或胎停。

Q 为什么月经总是不听话？
这和身体养分有什么关系呢？

A

　　很大一部分原因与卵子品质有关，因此追本溯源，务必把卵子养好，让身体拥有充足养分，因为当摄入养分不足时，身体会优先把养分提供给大脑、心脏、肝脏等重要器官，而子宫、卵巢等生殖器官就会被忽略掉。若长期无法提供充足养分，你的子宫、卵巢便会自然地出现问题，只能通过月经不正常等方式，向你拉警报！

Q 如果是多囊卵巢患者，该怎么养卵？

A 多囊卵巢其实就是雄激素过高引起的，使得卵巢没有办法选择出优势卵泡所造成，而过多雄激素又来自于身体的胰岛素抵抗。由于80%的胰岛素在为肌肉工作，所以运动、增肌之后，胰岛素的效能就会变好，便有机会恢复正常排卵。

Q 卵巢早衰年轻化应该怎么办？

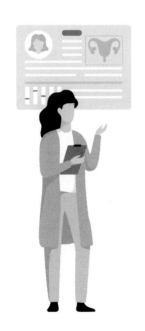

A 卵巢早衰就是卵巢已经成为脂肪组织，只有周边有小小的滤泡，仿佛沙漠中的一小片绿洲。但你相信吗？即使是沙漠中的小绿洲，依然有发展的潜能，只要被足够的雨水滋养，这个绿洲里的小卵泡就会吸收到养分，开始慢慢长大、发芽成熟。然而这个养分从何而来？当然是从我们日常的健康饮食、规律作息和适当运动而来，它能给予身体足够的养分，使子宫和卵巢被充分滋养，然后培育出好的种子，开花结果。因此，卵巢早衰的人要更注重养分的摄取，坚持下去，沙漠也许能够变绿洲。

Q 常常听到"宫寒"这个词，它是怎么形成的呢?

A 　　当女性身体养分不足便会造成宫寒、卵巢血液循环不足。以下这几种人更容易发生：❶心肺功能不佳的人；❷经常熬夜的人；❸减肥的人。当卵巢卵子营养不足，便会加速自然消亡，进一步造成卵巢早衰。想要改善就要从健康饮食、运动健身做起，同时告别熬夜，以延缓卵巢衰老。

Q 我有子宫肌瘤，需要先开刀拿掉吗?

A 　　子宫肌瘤是常见的一种良性肿瘤。备孕的女性若有子宫肌瘤，只要肌瘤位置不在子宫内膜正下方，就不太会影响着床和月经量，不一定要处理，但一定要持续观察。

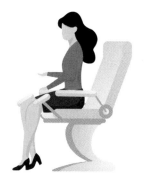

Q 很多女性都患有子宫内膜异位症引起的巧克力囊肿，这会导致不孕吗?

A 　　子宫内膜异位症除了疼痛和引发肠胃不适外，有将近一半的患者会发生不孕的状况。其中一部分原因是子宫内膜异位症造成输卵管和骨盆腔粘连，还有病灶产生的细胞素影响精子和卵子。

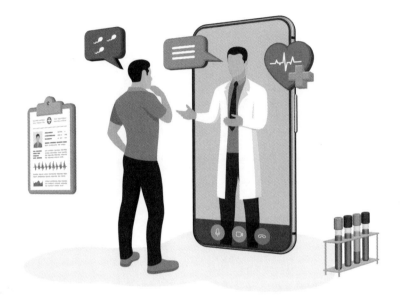

Q 男性不育有哪些原因呢？

A 如果从严重程度来分类男性不育，可以分成 3 种：

第一种是轻度不育，即精子较少或活动力较差。造成的原因包括环境因素，如污染、高温工作、抽烟、生活不规律、睡眠不足、药物影响等。

第二种是精子品质极度不良，标准是每毫升精液精子数小于 200 万个，快速向前窜动的精子小于 20%。这类病人的病因如精索静脉曲张、部分隐睾症。

第三种则是无精子的重度男性不育，一类是睾丸正常，即所谓梗阻性无精子症；另一类是先天无输精管的病人，睾丸基本上是正常的；还有一类无精子症来自睾丸因素，是男性不孕症中最难治疗的一种。

Q 情绪与不孕有何关系？

A　　劳于工作、精神紧张，加上人际
关系压力，甚至是想要怀孕的迫切心
情，混在一起让生活变得一团糟。急
性高度压力或持续性的慢性压力，都
会引起神经内分泌功能失调，进而影
响生殖系统的功能。

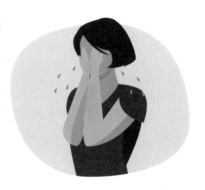

Q 血糖过高为何影响怀孕？

A　　身体为了避免人体吃不饱、饥饿等问题，胰岛素必须尽力把身体
剩余的营养储存成脂肪，才能在饥饿时释放能量。所以，当你的胰岛
素过高时首先就会造成脂肪堆积，尤其会堆积在血管壁影响血液循
环，进而使血糖控制不好，对全身各个器官造成影响，包含心脏、血
管、眼睛、肾脏、神经、牙齿等，免疫系统也会受伤。所以，新冠病毒
感染特别容易在血糖高的人群中发生，而且带来严重的并发症。

　　怀孕期间若是妈妈血糖过高，则容易造成胎儿异常，尤其是心脏
和脑部的发育，所以怀孕期间，妈妈们需要控制好血糖，吃好、睡好、
运动好；男性方面，糖尿病除了会影响性功能，更会造成精子基因突
变、胚胎异常，这也是造成不孕的原因之一！

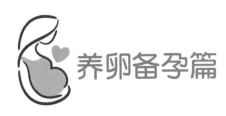
养卵备孕篇

Q **不宜怀孕的状态**

A 为了生育出健康的后代，选择受孕时机非常重要，下列情况不宜怀孕：

❶ 停用传统避孕药后不宜立即怀孕，可在停药后用安全套避孕，并在恢复 3~6 次正常月经后再怀孕；

❷ 情绪不稳定或患病期间，应先询问医师；

❸ 流产、早产后，应先咨询医生。

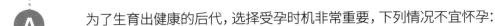

Q **戒酒多久后才可怀孕？**

A 酒精是生殖细胞的毒害因子，酒精中毒的卵细胞仍可与精子结合形成畸形胎儿。要避免这样的情况，应等中毒的卵细胞排出，新的健康卵细胞成熟，再考虑受孕。酒精对精子的危害也很严重，特别是酗酒者，酒精可导致精子活动能力下降，使精子受到损伤。由于酒精代谢后新的卵子与精子各自成熟的时间有所不同，女性在戒酒后 3~4 周可安排怀孕，男性最少应完全戒酒两个月以上。

Q 怀孕前应避免的劳动

A
❶ 应暂时停止有污染或强烈有害放射线源的工作；

❷ 除适度的公务劳动外，应暂时停止繁重的工作；

❸ 男性应暂时避免可能影响精子正常生成的不利因素，例如长时间在低温水下工作，可能导致睾丸常温失调，影响或降低精子生成的能力。

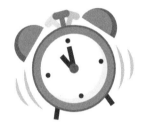

Q 备孕期间女性需要注意什么？

A
"吃好，睡好，运动好，保持好心态。"

❶ 不要熬夜，超过 11 点以后睡觉就叫熬夜喔！

❷ 三餐定时定量，尤其是早餐，一定要吃得健康丰盛，就像民间俗语所说：早上吃得像皇帝。

❸ 戒掉宵夜。

❹ 保持合理的运动，最好是有氧运动搭配无氧运动，提升心肺功能，增加肌肉量，提高代谢。

❺ 建议每日测量基础体温，记录出现拉丝白带的时间，因为这是最好的同房时间。因为拉丝白带就是精子的电梯，它可以保护精子，让精子快速到达输卵管附近。基本上排卵正常时，应该在月经周期第十一、十二天左右出现拉丝白带。若是你的拉丝白带比较少，而且比较晚出现，就应该及早去看妇科医师，做内分泌、血糖及维生素 D_3 的检测喔！

备孕时能吃淀粉吗？

A 可以喔！

　　三餐主食应尽量从五谷杂粮中摄取，特别是早餐和中餐的主食最重要，因为我们的大脑需要糖分，多吃主食才能使早上的大脑顺畅运转。晚餐则需要更多青菜，帮助肠道菌群有一个温暖的家，可以避免肠子发炎，毒素从肠子细胞的缝隙跑到血液循环，产生诸如自体免疫的疾病。更重要的是我们一定要吃天然食物，绝对不要吃超加工食品喔！

　　举例来说，红豆黑米粥中的红豆营养价值很高，有消水肿以及健脾胃之效，还能补锌。黑米则富含蛋白质、碳水化合物、B族维生素、钙、磷、铁等营养，且黑米含有白米缺乏的维生素C、叶绿素、胡萝卜素等成分，营养价值比普通白米要高。若是黑米糙米，营养价值则更高，因为含有胚芽，其维生素、蛋白质含量更高，纤维多则对胰岛素刺激较低，升糖指数也较低。而红豆本身就包含了胚芽，膳食纤维较高，所以升糖指数也较低，两者加起来作早餐、中餐的主食非常适合。

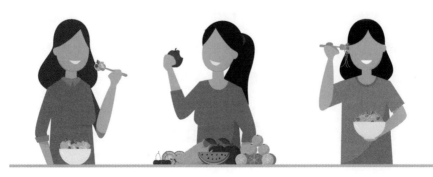

魏晓瑞说备孕——让您『好孕』从此开始

Q 控制血糖对养卵有怎样的帮助？

A 　　怀孕前将血糖控制好，这样更有利于受孕，宝宝也更健康。孕前血糖控制不理想，怀孕后也容易导致胎儿发育异常，增加胎停和流产的风险。通常胰岛素效

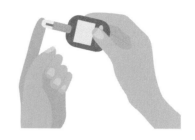

能好时，我们的血糖就能被合理调控；但是当胰岛素效能不好发生抵抗时，会让卵子的品质变差，导致卵巢延迟选出优势卵泡，甚至无法选出优势卵泡，进而引发多囊卵巢的问题。所以归根究底，你必须提高胰岛素的效能，进一步合理调控血糖。

Q 备孕时怎样减肥比较恰当，又可以兼顾养卵呢？

A 　　肥胖其实和身体代谢有关，如果你的身体代谢降低，就会增加脂肪堆积，请从以下几点做起：

❶ **不熬夜**：熬夜会让你的生长激素分泌下降，使胰岛素效能降低，自然增加脂肪堆积；

❷ **运动**：增加肌肉量可以降低胰岛素抵抗、增进代谢，通过适当的有氧运动与无氧运动结合，便能达到这个目标；

❸ **健康饮食**：食物的品质会影响胰岛素效能，不选择高升糖指数（高GI）和影响胰岛素受体结合的食物（例如地沟油、反式脂肪等），避免造成胰岛素抵抗。

Q 备孕时可以采用生酮饮食吗？

A 生酮饮食并不适合备孕的你喔，因为备孕需要较高的肌肉量和营养储存，而在生酮饮食过程中，稍有不慎极有可能造成身体养分的缺失，不但燃烧了肌肉，更容易造成生殖器官养分不足，使卵子细胞凋亡、代谢下降，最终造成卵巢功能下降。

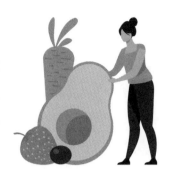

Q 辅酶 Q10 为何能帮助养卵？

A 随着年龄的增长，身体的辅酶 Q10 会逐渐下降，相对应的心肺功能也会逐渐下降，这就是女人年龄越大，越容易宫寒的原因之一。所以补充 Q10 非常重要，不但可增强心肺功能和代谢，还可增加末梢血液循环，帮助常常被剥夺养分的子宫、卵巢。

Q 备孕、怀孕的准妈妈们应该注意哪些维生素的补充？

A **维生素 D** 对于备孕、怀孕妇女以及哺乳期的妈妈来说很重要，准妈妈们母体的维生素 D 含量充足的话，胎儿发育相对比较健康，患慢性疾病的概率也较低，怀孕过程中妊娠高血糖和妊娠高血压的发病概率也相对较低。

维生素 K 最重要的作用是帮助血液凝固，有助于缓解月经过量等症状，其中维生素 K_1、K_2 最为重要。

维生素 C 是人体的基本营养素，具有基因调控酵素的作用，能增强表皮细胞对抗病菌及抗氧化能力，减少免疫力下降、感染的概率。

Q 为什么说早睡早起是养生的好方法？

A　　因为早睡早起、保持良好作息，才会分泌出足够的生长激素，让细胞得到好的修复。一般晚上 11 点左右就是生长激素分泌的高峰期，一定要在 11 点以前入睡。有些人认为只要睡满 8 小时就够了，经常晚上当白天用，白天再来睡觉，却常常感觉永远睡不够，就像手机的电池充不满一样。要知道，我们的胰岛素也是日出而作、日落而息，早起吃一顿营养丰盛的早餐，可以早些唤醒胰岛素，增强它的效能。所以早餐要吃得像皇帝，多多摄取杂粮的热量，多吃水果，这样才能启动你的胰岛素，提供一整天满满的活力，让我们的身体拥有好的代谢。

Q 睡眠不好的人怎么通过养生来改善？

A　　睡眠不好，会让生长激素分泌减少、胰岛素分泌增加，带来恶性循环影响睡眠品质，建议可以采用以下几个方法。

❶ 晚上不吃宵夜，把晚餐时间提早，最好多吃青菜和蛋白质等低升糖食物。记得不要吃太油腻、太多淀粉的食物，否则这会用到你的胰岛素，导致胰岛素在工作的时候，睡眠被打搅；

❷ 增加肌肉量，肌肉含量高的人代谢比较好，就像车子马力比较强，一天下来消耗较大，人容易累，当然就比较好睡；

❸ 晚上最好不要聊天，尽早停止动脑的工作，因为这样才能让大脑安静下来，减少做梦的概率，否则影响睡眠品质。建议可以静坐冥想，让大脑沉静。

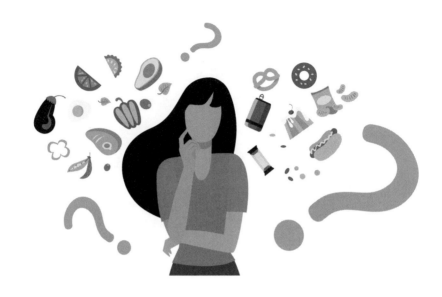

 熬夜过后吃哪些东西可减少对身体的伤害？

熬夜，会降低生长激素的分泌，产生很多自由基，从而加重胰岛素抵抗，进入恶性循环。建议熬夜后，第一个要补回睡眠，然后做一些运动，这样才能改善睡眠品质。另外，还可以多吃一些抗氧化（antioxidant）食物，例如：

❶ 葱类，如洋葱、蒜头、青葱等；

❷ 含花青素的食物，如蓝莓、茄子、葡萄等；

❸ 含 β- 胡萝卜素的食物，如南瓜、芒果、胡萝卜、菠菜、香菜等；

❹ 含儿茶素的食物，如茶、红酒等；

❺ 含铜的食物，如海鲜、瘦肉、牛奶以及坚果类（nuts）食物。

还可以服用一些营养补充食品，例如辅酶 Q10 就是很好的抗氧化物，此外维生素 B 族、C 族及维生素 D_3，这些都具有抗氧化、增强免疫的效果喔。

Q 备孕半年多一直没成功该怎么办？

A 请先做自我检测：

❶ 备孕期间，超过 11 点后睡觉占了多少比例？

❷ 三餐是否规律，尤其早餐是否吃得营养丰盛？

❸ 是否有吃宵夜的习惯？

❹ 是否保持适当运动？

❺ 建议测量基础体温，并记录出现拉丝白带的时间，也记得这个时候是适合的同房时间。

　　除此之外，输卵管造影、卵巢功能、六项激素，还有糖耐检查、维生素 D_3 检测，以及先生的精液检查，都要去做喔。

Q 如何纾解期待怀孕的压力呢？

A **自我慈悲**：试着每天做"自我慈悲"的练习，想想如果相同的事情发生在我们家人或好友身上，我们是否会责怪对方？还是会宽待、安慰对方？学习对自己宽容、慈悲，照顾自己受伤脆弱的心，是对身体最好的良药。

控制备孕信息量：心理专家建议备孕者每天接收备孕信息的时间不超过一小时，因为在网络上搜寻相关信息，会越看越迷惘，越看越心慌。

不压抑情绪：正视自己的情绪，用适当的方式宣泄，不让负面情绪堆积在内心，例如运动、写日记、与人谈心，都是很好的方法。

 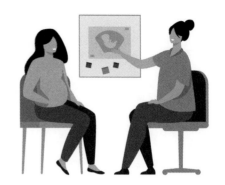

孕期篇

Q 孕妇需要的营养应该从哪里获取呢?

A 　孕妇一人吃两人补,所以怀孕期间的饮食是非常重要的。在怀孕初期,胎儿的大脑、心脏开始发育,充足的叶酸对胎儿的大脑和神经系统发育尤为重要,建议从备孕期间开始补充。此外,孕妇需要摄取较多钙质,以帮助胎儿骨骼发育。维生素 D$_3$ 除了帮助钙吸收之外,还可增强免疫力,建议适量补充。孕妇也需要补充铁,因为孕期血液细胞增加,需要较多铁来制造更多红细胞。此外,还需要优质蛋白质以及较好的鱼油(DHA+EPA),因为好的油脂对细胞膜、神经、大脑的发育很重要喔!

Q 叶酸对怀孕有怎样的帮助呢?

A 　大约 1/3 的孕妇,因为缺乏维生素 B 族中的叶酸而发生贫血,此类型贫血更会借由怀孕的过程恶化。在轻度缺乏叶酸尚未构成贫血前,孕妇会先产生倦怠及妊娠斑。而合成脱氧核糖核酸、核糖核酸也都必须有叶酸,因此对于胎儿脑部的发育非常重要,缺乏时将导致出血性流产、早产、先天性残疾、智力发育迟缓甚至胎儿死亡。所以,应该在受孕前或至少于怀孕初期即补充叶酸。

Q 哪些食物对补充蛋白质最有帮助？

A　　我们的身体含有超过一万种不同的蛋白质，肌肉、骨骼、皮肤、酵素，甚至全身组织细胞都是由蛋白质组成。因此，一份健康的食物必须有一半养分来自全谷类和蛋白质，另外一半来自蔬菜和水果；而蔬菜可能占三分之二，水果占三分之一。

　　蛋白质的来源最好选择鱼类、家禽类、豆类和谷类，以及少量的红肉和奶酪，尽量不要吃培根或合成肉类。增加植物蛋白质对健康非常有利，可多吃全谷杂粮及坚果。水果如香蕉，蔬菜如芦笋、西兰花、抱子甘蓝菜、洋蓟等，这些都含有丰富的蛋白质喔。

Q 如何通过养生降低血脂？

A　❶ **运动**：增加肌肉量，这样能增加胰岛素效能，有效降低体内脂肪堆积，进而降低血脂；

❷ **不要熬夜**：熬夜会增加胰岛素抵抗，增加体内脂肪的堆积，使血脂增高；

❸ **戒掉宵夜**：吃宵夜除了会增加胰岛素抵抗之外，还会摄入过多热量，这些热量无法消耗最终都会转为脂肪形式储存，自然会增加血脂；

❹ **可以吃鱼油**：鱼油富含 EPA，可以帮助降低血脂；

❺ **吃益生菌**：益生菌可避免肠漏症，还可以排毒，避免不好的脂肪吸收及血脂增高。

魏医师个人微博问答集

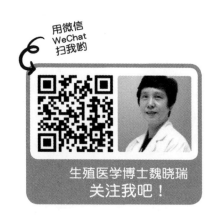

魏晓瑞说备孕——让您『好孕』从此开始

Q 孕期和孩子多动症有关联吗？

A　　所有的疾病都是预防重于治疗，而预防则从妈妈怀孕的初期就已经开始了，因为在孕育一个小生命的初期，也正是胎儿大脑发育的时候。怀孕初期，胎儿的头部几乎占整个身体的二分之一，若此时妈妈摄入的养分不足，会直接影响胎儿大脑细胞的发育。所以很多人在怀孕初期心情不好、情绪低落，甚至发生家庭争吵等，都会影响母体的养分吸收，造成胎儿脑部细胞发育不好，成为未来引发孩子多动症甚至自闭症的重要原因之一。

　　若怀孕初期妈妈的状态不好，也会影响叶酸活化酵素（MTHFR）的转化，从而影响胎儿的脑部发育。所以，建议高龄高危险群的准妈妈们尽量服用活性叶酸，孕期一定要保持良好心情，吃好睡好运动好喔！其实我自己也亲身经历过，怀孕初期时刚好从美国回到台湾，当时的工作不是很顺利，心态也不太好，导致我的儿子出生后在成长过程中遇到一些难题。后来经过在 Oregon 的 Second Nature Cascades 训练，儿子的数学历经一年从 7 分到 A+ 的转变，所以准妈妈们一定要有信心，但是最重要的还是预防重于治疗。也希望所有的准爸爸们，一定要让准妈妈们保持好心情、好状态喔！

Q 脸上长痘痘一直都没好，而且皮肤干燥，怎么办呢？

A 若胰岛素的效能够好，大部分的胰岛素会和胰岛素受体结合；但当胰岛素效能不够好时，会发生胰岛素抵抗，有很大概率会和类胰岛素受体结合，产生过多雄激素。所以当你长青春痘时，会发现月经可能也会出现问题，或周期推迟、排卵延迟。再留心观察，你会发现痘痘暴发的时间一般在加班熬夜、吃宵夜、吃油炸的食品时。那么该如何避免呢？当然就是不要让胰岛素发生抵抗：

❶ 规律作息，早睡早起，不要熬夜；

❷ 三餐营养均衡，一定要吃早餐，晚上多吃蔬菜；

❸ 大部分的胰岛素在肌肉中，所以适当运动也可以增加胰岛素效能，降低青春痘的发生概率；

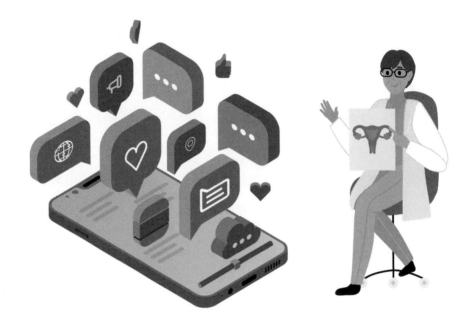

❹ 摄取辅酶 Q10。很多化妆品都会用到辅酶，因为 Q10 有很强的抗氧化(antioxidant) 能力，也可以增加心肺功能，促进皮肤血液循环。增加维生素 C（包括多吃蔬菜水果）的摄取，它也有抗氧化的能力，这些都可以帮助减少青春痘的发生；

❺ 最重要的是食物的摄取一定要天然，否则会产生很多自由基(free radical)，造成满脸青春痘。

　　记得我儿子小的时候，有几个青春痘特别严重的同学，我就问儿子："他们经常在家吃饭吗？"儿子回我说他们都是"7-ELEVEN 的小孩"，也就是他们经常外食，常常吃一些不好的油脂食物，所以青春痘特别严重。

Q 有关糖尿病病变的问题

糖尿病有 1 型（type I）、2 型（type II），最近也有说所谓的 3 型（typeIII），也就是阿尔茨海默病（AD）。Type I 是胰脏分泌胰岛素的细胞，因为自体免疫，被自己的白细胞破坏了而无法分泌胰岛素，这常常是遗传或者环境因素造成的。例如，家里成员有 1 型糖尿病患者，这样患病的比率就会增高，还有可能因为病毒感染引发胰岛素分泌的细胞被破坏而造成。

多数的糖尿病都属于 2 型糖尿病，也就是胰岛素抵抗所造成，这是因为胰岛素和胰岛素受体结合的效果不好而造成增高分泌（hyperinsulinemia）。至于胰岛素高低所造成的后遗症，其实和人种有关。我们远古的祖先们常常为了食物问题发愁、吃不饱，所以胰岛素必须尽心尽力把身体内所有剩余的营养储存成脂肪，才能够在饥饿来临时释放出能量。所以当你的胰岛素过高时，首先就会造成脂肪堆积，尤其会堆积在血管壁影响血液循环，血糖也控制不好，进而对全身各个器官造成影响，例如心脏、血管、眼睛、肾脏、神经、牙齿，而免疫系统也会受伤。所以，这次新冠病毒在血糖高的人群中非常容易发生感染，且发生严重的并发症。

除此之外，糖尿病还可能引发以下疾病：

❶ 心血管类疾病，还有肾脏功能衰竭，需要透析甚至换肾。

❷ 心脏功能的问题，例如冠状动脉阻塞、大脑血管阻塞造成的中风，这是最常见的死亡原因。

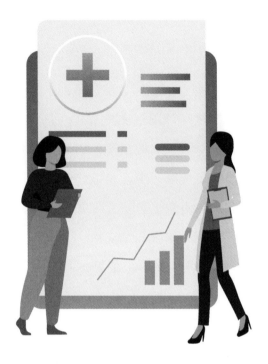

❸ 神经类的疾病。糖尿病患者因为高血压还有高血糖，会造成全身神经受伤。神经性的受伤也会造成消化功能及性功能障碍，使末端神经受损（peripheral neuropathy）造成截肢。

❹ 视网膜障碍，使视力下降甚至失明。

❺ 容易引发口腔的炎症，除了造成牙齿掉落外，也可能因为长期发炎，使得心脏血管疾病的发生率增加。

　　更重要的是，在怀孕期间若是妈妈的血糖过高，容易造成胎儿异常，尤其是心脏和脑部的发育。所以怀孕期间，准妈妈们需要控制好血糖，吃好、睡好、运动好。男性也要小心，糖尿病除了会影响性功能，还会造成精子基因突变、胚胎异常及不孕喔。

Q 血糖高的宝妈，给孩子哺乳会影响婴儿生长吗？

A 有妊娠糖尿病的妈妈母乳喂养，对胎儿不但没有影响，而且对母体短期和长期的健康，都是有帮助的。

我们知道妊娠糖尿病的妈妈在怀孕过程中，因为胰岛素抵抗，所以当胰岛素经过胎盘到达胎儿时，会造成胎儿过多的胰岛素，使胎儿个头较大。妊娠糖尿病的宝妈，产后乳汁的分泌比较不好，且这类妈妈剖腹产的比例也较高，这就造成了较少的宝妈会母乳喂养。

但是现在研究发现，妊娠糖尿病的宝妈在喂母乳后血糖比较容易恢复正常，并发现它的胰岛 β 细胞比较容易恢复功能，不但在短时间内可以改善胰岛素的功能，而且未来发展成糖尿病的时间也会延迟，所以应该鼓励血糖高的宝妈母乳喂养喔。

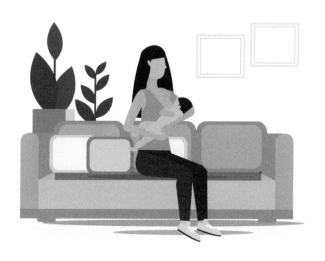

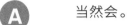
Q 男性熬夜、抽烟喝酒会影响怀孕吗？

A 当然会。

记得很久以前在台湾有一对做试管的夫妻，先生白天当晚上过，晚上当白天过，日子过得非常精彩，而且烟不离手。太太做试管的时候我们建议她冷冻一半的卵子，另外一半配成胚胎，结果胚胎染色体竟然大部分都异常。所以建议备孕夫妻，不但女方要保持规律的作息时间，男方也一样。

Q 胎儿的心脏是从什么时候开始形成发育的？

A 胎儿的心脏，大约在受精之后的 18~19 天就开始形成了。最初的发展是非常重要的，因为它会影响到胚胎以及胎儿的发育。

胎儿的心脏是第一个开始工作的器官，它开始心律搏动而且发生血循环是在受精卵形成的第四星期。它的形成，是由两个管子（endocardium tubes）合并成心脏（tubular heart）之后再分割为 4 个房间——两个心房、两个心室。

大约在怀孕后的 6 周，胎心率在 110 次 / 分钟左右，之后再经过两星期也就是 8 周的时候，胎心率可达到 150~170 次 / 分钟；但在怀孕 10 周之后，心跳就会减慢喔。

所以怀孕初期（7~8 周），可以利用胎儿的心率来判断胎儿的健康与否。当我们看到胎儿心率较慢的时候，可以让宝妈去骑一堂单车课，上完课之后马上做超声波，这个时候胎儿的心率反而加快，这样让病人不再害怕适度的运动会产生什么不良影响，反而会降低流产的比率。

Q 高龄妇女来月经二三十天不走，应该怎么办？

A　　接近更年期的女性出现月经滴滴答答或者量很大的时候，一定要留意子宫内膜的状况，是否有过度增生或子宫内膜癌的发生。尤其是肥胖或血糖比较高的妇女，患内膜癌的比率是比较高的，所以这个时候一定要找妇科医师检查。一般在阴道超声波下会看到子宫内膜较厚，这个时候做子宫内膜刮除，并送病理诊断，能够确定是否有内膜过度增生或肿瘤的现象。

　　还有一种可能是接近绝经的状态，卵泡在成熟的过程中断导致无法正常排卵，从而出现不正常出血，也就是月经滴滴答答淋漓不尽。这个时候抽血检验激素六项，若滤泡激素升高就是将近绝经的表现。必要的时候，还是会考虑做子宫内膜刮除，这样不但可以治疗出血现象，还可以送病理化验再次确定内膜的过度增生情况，排除肿瘤喔。

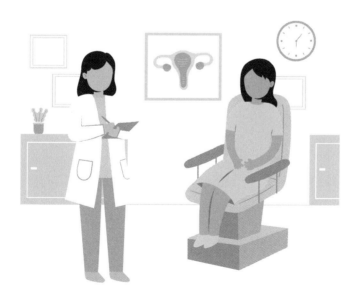

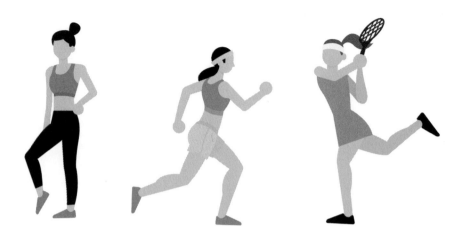

Q 如何降低血脂?

A

❶ **运动**:增加肌肉量,能增加胰岛素效能,有效降低体内脂肪的堆积,降低血脂;

❷ **不要熬夜**:熬夜会增加胰岛素抵抗以及体内脂肪堆积,使血脂增高;

❸ **戒掉宵夜**:吃宵夜除了会增加胰岛素抵抗之外,还会摄入过多热量,这些热量无法消耗最终都会转为脂肪形式储存,自然会增加血脂;

❹ **吃鱼油**:鱼油富含 EPA,可以帮助降低血脂;

❺ **益生菌**:益生菌可以避免肠漏症,还可以排毒,避免不好的脂肪吸收及血脂增高;

❻ **降血脂药**(hypolipidemic agents):又称调血脂药,是一类用来治疗高脂血症的药物。常用的降血脂药有两大类,分别为他汀类药物(statin)和贝特类药物(fibrate)。

备孕期间有哪些食物需要忌口？

 ❶ **油炸食品、地沟油食物等**：不好的油脂摄入身体形成细胞的细胞膜后，会产生胰岛素抵抗，造成宫寒及卵子品质下降；

❷ **非天然的食物或含有非法添加剂的食物**：摄入这类食物会产生过多自由基，造成发炎反应，降低身体代谢；

❸ **含有过多反式脂肪酸或人工果糖的食品**：例如奶茶、速溶咖啡等，这些会造成胰岛素抵抗，降低身体代谢；

❹ **三餐定时定量**：晚上多摄取优质蛋白质和绿叶蔬菜（不能用水果代替），主食类要减少，以免造成脂肪堆积，进一步造成发炎反应，让身体代谢下降。备孕时一定要注意营养摄取，提升身体代谢，因为若代谢下降，身体的营养不足，就会影响生殖器官血液循环，进而影响怀孕及孕期胎儿的发育喔！

备孕期如何服用叶酸？

美国妇产科学会建议，女性在怀孕前 3 个月至少每天要摄入 400 微克叶酸，怀孕之后则要维持每天 600 微克；但是叶酸摄取后必须经过 MTHFR 酵素，而这个酵素的效能可能会因 MTHFR 基因缺陷或者代谢较差而导致它的转化能力较差，这也就是有些配方会用到 5 毫克的叶酸的原因，主要是怕它无法转化成活性，进而无法吸收利用。建议可以直接服用活性叶酸。

有些食物含有较多的叶酸，建议备孕、怀孕甚至是哺乳期的女性多多摄取：

❶ 颜色较深的绿色食物，例如菠菜、西兰花、芦笋；

❷ 酪梨、柑橘；

❸ 豆类蔬菜。

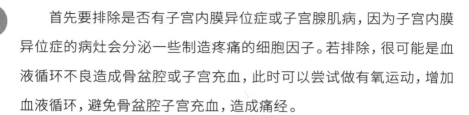

Q 为什么有些女性来月经时会肚子痛？

A 　　首先要排除是否有子宫内膜异位症或子宫腺肌病，因为子宫内膜异位症的病灶会分泌一些制造疼痛的细胞因子。若排除，很可能是血液循环不良造成骨盆腔或子宫充血，此时可以尝试做有氧运动，增加血液循环，避免骨盆腔子宫充血，造成痛经。

　　其次建议再增加无氧运动，例如重量训练，尤其建议一对一的教练训练。经验丰富的教练不但可以给予你正确的指导，还能避免出现受伤的状况。另外，瑜伽也是不错的选择，这些运动都可以增加代谢与血液循环。我记得我在高中的时候因为课业繁忙，所以都没有时间运动，每次月经来时都痛得要命。上大学之后常常打网球，月经来时还是照打，再也没有出现痛经的状况，所以运动很重要。还有月经来的时候不要拼命喝水，否则可能会更痛喔。

Q 高龄女性如何科学备孕？

A 　　有研究显示，35 岁以上的女性在怀孕前普遍血糖较高，而罹患妊娠糖尿病的比率更是逐年增加。所以女性在备孕前，可以先做葡萄糖耐量试验，这样可以减少怀孕初期发生血糖较高而造成胎儿脑部及心脏的异常风险，也可以避免妊娠糖尿病的发生。

　　那么应该如何避免血糖高及胰岛素抵抗呢？

❶ 规律作息，不熬夜；

❷ 三餐定时定量，合理搭配营养，吃天然健康的食物，这样才能让身体代谢够好，养分够充足；

❸ 适度运动，增强血液循环，帮助养分吸收；

④ 保持好心情，远离焦虑，这样可
以增强副交感神经的作用，增
加肠胃营养吸收。

备孕期间还应该补充：

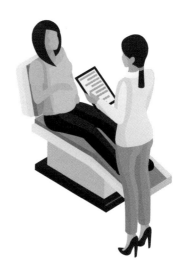

① 叶酸

足够的叶酸能够帮助胎儿
的脑部发育，避免胎儿神经
管畸形和脊柱裂，甚至自闭
症、多动症可能都与叶酸的
缺乏有关。

② 维生素 D_3

越来越多的研究发现，准妈妈们每日补充适量的维生素 D_3，可
以帮助钙的吸收，有助于胎儿骨骼发育，更可以避免妊娠高血
压的发生。若维生素 D_3 缺乏，则可能造成免疫系统失调、自体
免疫系统疾病，还有增加胰岛素抵抗、流产或胎停的概率。

③ 维生素 C

维生素 C 对免疫系统很重要，因为它有很好的抗氧化作用，多
吃蔬菜水果可以增进肠道健康。

④ 鱼油

鱼油除了可以避免发炎反应，降低胰岛素抵抗外，其中 DHA 也
对胎儿的大脑发育有重要作用。

⑤ 益生菌

怀孕过程中摄取足量的益生菌，除了可增加肠道中的好菌，还
可增强准妈妈们的免疫力。

谢辞

　　自踏入生殖医学领域 30 余年来，我得到了许许多多贵人的扶持。承蒙他们尽心竭力的帮助，才成就了今天的我，每每想起总是万分感恩。这一路走来要感谢的人实在太多，例如我的博士生导师江汉声校长。

　　回想当年，年轻的我刚从美国进修归来，空有知识和技术却没有实践，在事业遭遇瓶颈期时，江汉声校长给了我很大的支持。我们在合作的男性不育症专案中，发现很多染色体异常或基因异常的病患，于是开启了胚胎着床前诊断的临床应用。此后，我的导师一直无私地给予我帮助与支持，使得我成功地在 1997 年完成台湾第一例三代试管婴儿病例。

　　在累积了一定的试管婴儿相关经验之后，我开始将目光转移到胚胎品质上，我发现胚胎的正常率存在很大的差异，有些人胚胎较为正常、品质好，有些人则较差，若是单纯依靠辅助生殖技术，是没有办法改善胚胎的品质或增加它的正常率的。因此，2003 年我开始踏入代谢与不孕这个领域。

魏晓瑞说备孕——让您『好孕』从此开始

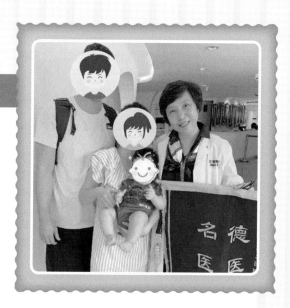

早年自己不孕的经历，使我开始注意到代谢这个问题。我开始向病人倡导要注重健康的生活方式，调理饮食、保持运动、规律作息、保持良好心态，这样才能养出健康的卵子，提升怀孕成功率；但坦白说，这样的治疗方式在当时的台湾是困难重重的，尤其在运动方面，实在很难引导患者重视，而且奇怪的是，当我执行力越强的时候，找我看病的患者反倒越来越少了，这让我一度怀疑自己到底做对还是做错了。所幸的是，我的努力最终没有白费，患者不断攀升的怀孕率和抱婴率，让我更加坚定了自己的理念与方向！

因此，我萌生了一个念头，想把这套健康养卵的备孕理念带到海的对岸去，帮助更多的不孕症患者圆梦。我想感谢我的闺蜜——鸿海科技集团创办人郭台铭先生的已故夫人林淑如女士，是她给了我启发，去创建一个专注于"健康妈妈、健康宝宝"的生殖中心，也感恩我的老板郭台铭先生，给了我这个机会。

　　来到厦门之后，我接触了更多的不孕症患者，发现她们很容易接受这套健康备孕的养卵理念，并且很快地收到成效。二胎三胎放开之后，越来越多的高龄女性加入备孕大军，我们也接触到更多的高龄及疑难杂症病例。也是在这时，健康养卵的备孕理念开始在这群难孕的女性身上产生神奇的变化，她们开始关注自己的血糖和代谢，努力成为一个"健康妈妈"，最终孕育出"健康宝宝"。感恩她们的信赖和努力，最终成就了自己的幸福！

　　冥冥中一切似乎早已注定。台湾糖尿病的患病率从 20 世纪 90 年代后期开始逐渐增加，但血糖代谢与不孕症的关系研究却一直是个冷门的课题。我在攻读博士时为了完成论文，前往美国 Milton S. Hershey Medical Center，在 Dr. Legro 的帮忙下顺利完成论文，也对这个题目做了进一步的研究。有了这个研究作为后盾，为我日后在生殖医学与不孕症领域，点亮了一盏指路明灯。

　　想感谢的人实在太多，难以言表，唯有将满腔感恩之情化为执行力，努力向着梦想前进，将"吃好、睡好、运动好"的养卵备孕理念带给更多不孕症患者，助她们早日成为"健康妈妈"，孕育出"健康宝宝"，一圆求子之梦！

魏晓瑞

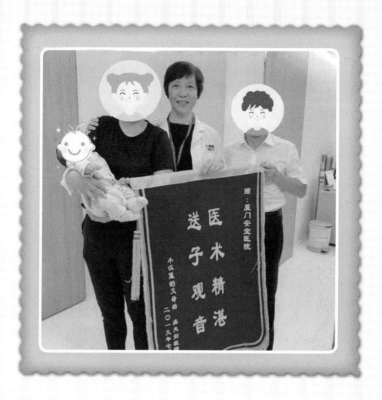

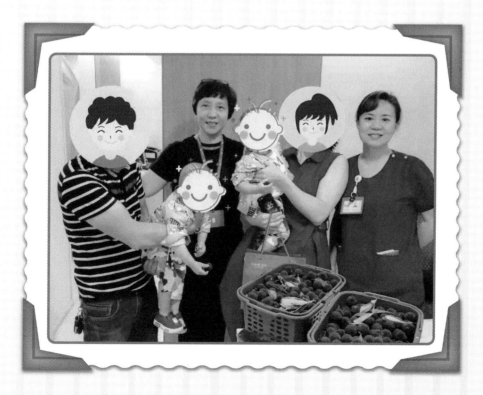

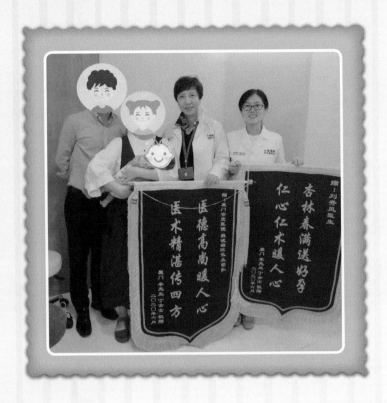

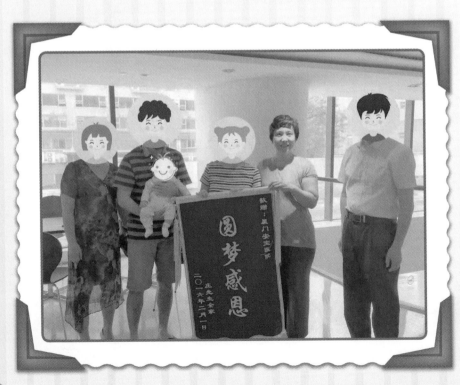

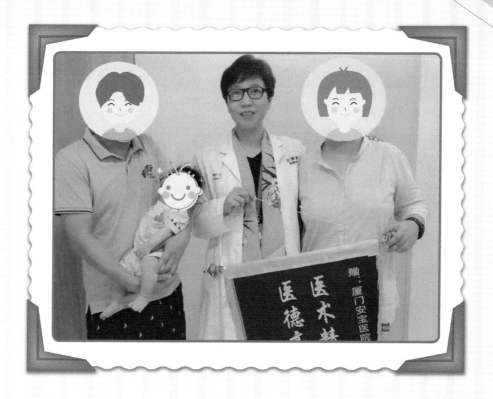

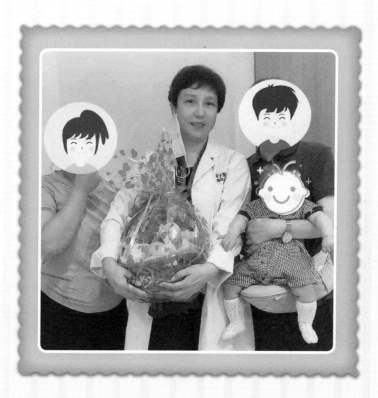

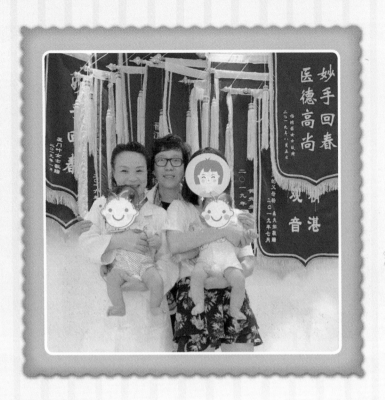

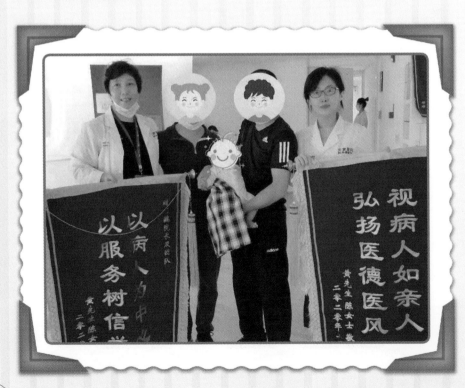

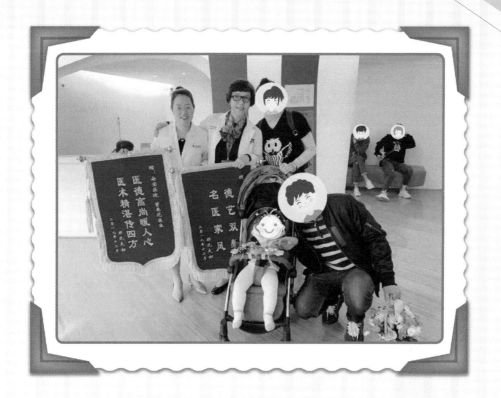

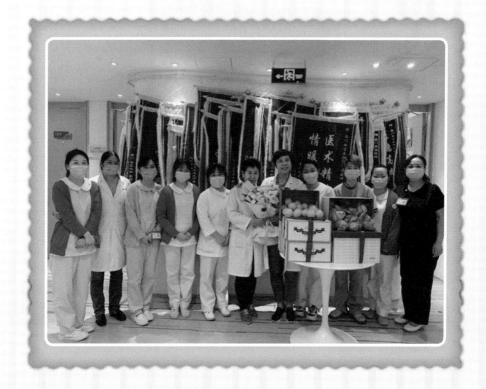

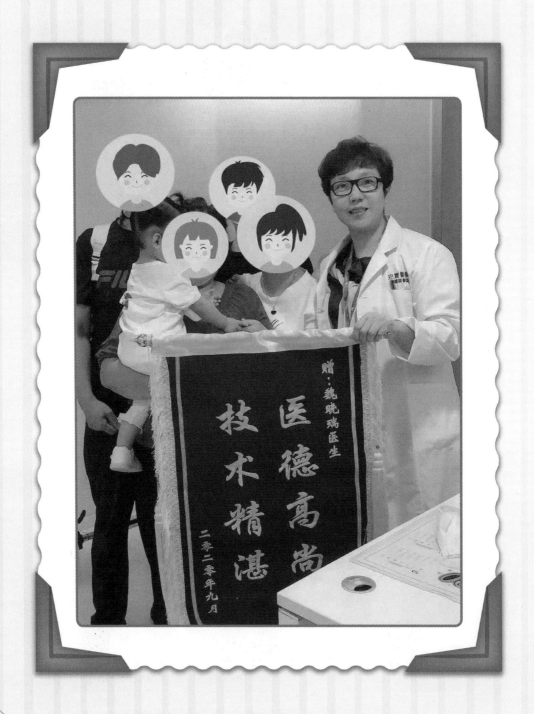

赠：魏晓瑞医生

医德高尚

技术精湛

二零二零年九月

魏晓瑞说备孕——让您『好孕』从此开始

优生优育优教，利国利民利家！

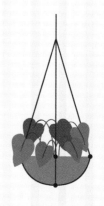

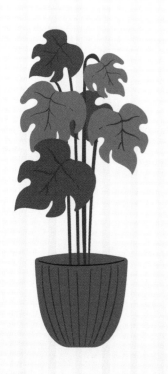

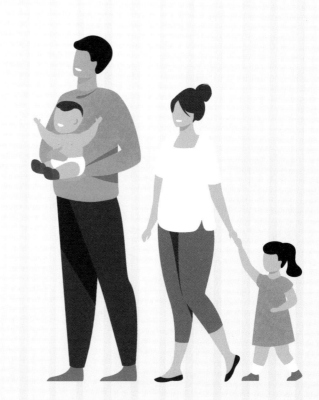

照片集锦

图书在版编目（CIP）数据

魏晓瑞说备孕 / 魏晓瑞著. -- 北京：华龄出版社，

2022.4

ISBN 978-7-5169-2201-9

Ⅰ. ①魏… Ⅱ. ①魏… Ⅲ. ①优生优育—基本知识

Ⅳ. ①R169.1

中国版本图书馆CIP数据核字（2022）第044194号

策划编辑	小清流		责任印制	李未圻	
责任编辑	梅　剑		装帧设计	晨罡文化	

书　　名	魏晓瑞说备孕		作　者	魏晓瑞	
出　版 发　行	华龄出版社 HUALING PRESS				
社　　址	北京市东城区安定门外大街甲57号		邮　编	100011	
发　　行	（010）58122255		传　真	（010）84049572	
承　　印	人卫印务（北京）有限公司				
版　　次	2022 年 6 月第 1 版		印　次	2022 年 6 月第 1 次印刷	
规　　格	710mm×1000mm		开　本	1/16	
印　　张	10.5		字　数	120 千字	
书　　号	ISBN 978-7-5169-2201-9				
定　　价	68.00 元